EBERS

翻 开 生 命 新 篇 章

七个

不堪重负的
日本医疗

插画 [日] 中川美佐子

著 [日] 铃木亘

审 曾光 颜燕

译 吴劲

嫌疑人

科学普及出版社
· 北 京 ·

图书在版编目（CIP）数据

七个嫌疑人：不堪重负的日本医疗 /（日）铃木亘著；吴勐译. — 北京：科学普及出版社，2024.5

ISBN 978-7-110-10683-9

Ⅰ.①七… Ⅱ.①铃… ②吴… Ⅲ.①医疗保健事业—日本 Ⅳ.① R199.313

中国国家版本馆 CIP 数据核字 (2024) 第 040333 号

著作权合同登记号：01-2023-1661

IRYOU HOUKAI SHINHANNIN WA DAREDA
© Wataru Suzuki 2021
All rights reserved.
Original Japanese edition published by KODANSHA LTD.
Publication rights for Simplified Chinese character edition arranged with KODANSHA LTD. through KODANSHA BEIJING CULTURE LTD. Beijing, China.

策划编辑	王　微　宗俊琳　郭仕薪
责任编辑	孙　超
文字编辑	张　龙
装帧设计	佳木水轩
责任印制	徐　飞

出　　版	科学普及出版社
发　　行	中国科学技术出版社有限公司
地　　址	北京市海淀区中关村南大街 16 号
邮　　编	100081
发行电话	010-62173865
传　　真	010-62179148
网　　址	http://www.cspbooks.com.cn

开　　本	880mm×1230mm　1/32
字　　数	94 千字
印　　张	7
版　　次	2024 年 5 月第 1 版
印　　次	2024 年 5 月第 1 次印刷
印　　刷	北京盛通印刷股份有限公司
书　　号	ISBN 978-7-110-10683-9/K·921
定　　价	68.00 元

著者简介

铃木亘

1970年出生，大阪大学研究生院经济学博士，现为日本学习院大学经济学部教授，日本医疗经济学会理事、事务局长。曾任职于日本经济研究中心、担任政府行政改革推进会议委员、国家战略特区工作组委员、规制改革会议专门委员等。著有《健康政策的经济分析》（合著，获"日经·经济图书文化奖"）、《生活保护的经济分析》（合著）、《挑战经济学家：日本最贫困地区》《财政危机与社会保障》等。

中文版主创简介

曾 光

中国疾病预防控制中心（CDC）流行病学前
首席科学家、国家卫健委高级别专家组成员。

颜 燕

就职于日本顺天堂大学医学部附属顺天堂医
院综合诊疗科，从事社会医学研究，译著有
《你不是病人》。

吴 勐

知名科普译者，专业方向为生物学、医学，
译著有《疯狂的心脏》《生命大趋势》《一分
钟懂科学》《餐桌上的危机》《灭绝与演化》。

内容提要

　　日本医疗体系的先进和完善程度，尤其是床位数量，曾经在全球位居前列。但2020年以来，由于COVID-19大流行，引起了日本全国大范围医疗挤兑，政府和整个医疗系统对大量重症患者无计可施。

　　2020年以来，日本民众对医疗提供体制产生了不信任感，比如：为什么日本的医疗崩溃来得如此轻易？为什么有的医疗机构处理得当，有的医疗机构什么都不做？为什么医师会和专家会议，总是建议发布紧急事态宣言、经济活动中止？

　　作为日本卫生官员和学者，铃木博士却扮演起"刑警"的角色，步步深入，逐一列举排查，锁定了导致日本医疗崩溃的七个"嫌疑人"，探寻这场灾难背后更深层的原因。

COVID-19 大流行的影响深远，为了防止日本医疗再次崩溃，日本医学界又会采取哪些新手段？日本常规医疗制度应该如何改革？铃木博士对此也颇有针对性地进行了讨论并给出了相关建议。

　　与 COVID-19 的斗争还在继续，但许多人对日本的医疗体制恐怕已经产生了疑问，总觉得哪里有点儿奇怪，哪里出了问题。

　　当然，绝大多数民众对日夜奋斗在第一线的医生和护士肯定还是感激的。直到今天，我也还要向在一线奉献力量的医护人员致以崇高的敬意。

　　2020 年 4 月 COVID-19 大流行时，政府由于担忧医疗系统崩溃，很早就已经发布了第一次《紧急事态宣言》，同时无奈下达所有中小学停课停学、商场等大型商业场所停止营业、居民自觉"非必要不出门"等一系列命令，给经济活动踩下了"急刹车"。大多数民众虽然震惊于医疗系统竟然这么容易崩溃，但一想到医护人员忙碌的身影，内心就对他们产生了敬佩，还是严格遵守了政府的命令和建议。

　　然而，后来人们逐渐发现，收治 COVID-19 患者的医院其实只是全部医疗机构中极少一部分而已。真正守护着民众生命的人，仅限于受雇于大型医院的医生和护士，以及在患者与医院之间反复沟通协调的保健所^①职员而已。

幸运的是，进入 2021 年后，全日本的疫苗接种率快速提高，尽管德尔塔毒株仍在肆虐，但日本还是成功地召开了奥运会。然而，我们不能忘记，这些成果的背后是政府一次次地发布《紧急事态宣言》，一次次地延长"防止 COVID-19 蔓延等重点措施"^②的实施期限，民众在日常生活中付出了极大牺牲。可尽管如此，在奥运会已经成功闭幕，以及第一针疫苗接种率超过 90%（65 岁以上老年人）和 60%（全民）的背景下，政府依然不把强化医疗体制提上日程，只依靠强制命令抑制人流与 COVID-19 大流行对抗。

---

① 保健所：日本公立医疗机构的一种，区别于医院，主要向地区居民提供保健、防疫、疾病预防、中毒预防、动物管理等咨询、诊断服务，一般不针对特定的疾病施以治疗。

② 2022 年初，日本政府在多个县颁布的一系列防疫措施，主要包括餐饮店缩短营业时间、加强对餐饮店的检查、要求戴口罩、要求民众避免不必要的外出、动员老年人每 2 周进行 1 次健康监测等。

此时，一向顺从政府命令的民众，在行动上产生了变化。即便政府发布了《紧急事态宣言》并下达了"防止 COVID-19 蔓延等重点措施"，但城市繁华街道和主要景点的人流也没怎么减少。餐饮店铺中，被明令禁止提供的酒水仍在售卖，营业到深夜的店铺也如星星之火般地出现了。民众的这种变化，有人认为是源于人们对 COVID-19 已经产生了一种轻视的态度，还出现了"COVID-19 疲劳""COVID-19 麻木"这样的新词，但事实仅仅如此吗？政府和医疗界在本该强化医疗体制的时候，却一味强迫民众做出牺牲，这恐怕也是民众对他们的一种"无声反抗"吧。与此同时，明明拿了政府的补助，却不肯收治 COVID-19 患者的"幽灵病床"问题、各公立医院对 COVID-19 应对不力等问题也被一一曝出。举例来说，在第五波 COVID-19 大流行时，东京都内拥有"COVID-19 患者专用病床"的 172 家医院中，有 27 家医院的病床真正使用率还不到 40%，其中甚至还有 7 家医院 1 例患者都没有收治（详见第 3 章"幽灵病床"）。

除此以外，公立医院、旧社保厅系医院的COVID-19患者专用病床，占全部可用病床数的5%，尤其是旧社保厅系医院（地域医疗机能推进机构）①，在政府应对COVID-19大流行专家组组长尾身茂的领导下，还能出现应对不力的问题实属遗憾（详见第5章"公立医院、旧社保厅系医院的COVID-19患者专用病床仅有5%"）。更甚的是，日本某公立大学附属医院在医护人员和医疗设备、床位都非常充裕的情况下，在第三波COVID-19大流行期间，竟然只收治了不到10例COVID-19重症患者。在了解这些事实后，过去一直不肯批评医疗界的民众也逐渐开始公然发声。可以说，民众对目前医疗体制的不信任感已经到了无以复加的地步。

我写作本书的目的就是为揭开日本的"医疗体制之谜"。COVID-19大流行开始前，日本的医疗资源傲然于世，非常充足，绝大多数民众也对国家充

① 旧社保厅系医院，指过去由日本社保厅管理的医院，共57家。社保厅原为日本中央政府部门之一，管理国民养老金、医保等事务，后因腐败等问题频发而被取消，其管辖的医院全部移交给新成立的地域医疗机能推进机构（JCHO）管理。

满信心，相信很多人也都还记得日本政府和日本医师协会过去常常自夸"日本医疗冠绝世界"。然而实际上，虽然日本的确诊人数、重症患者人数、死亡人数与许多国家相比并不算多，但日本的医疗体系，其实一直面临着崩溃的危机。有些患者就算已经被救护车运到了医院门口却依然被医院拒绝收治，或者在等待住院治疗的期间死于家中，这样的新闻屡见不鲜。

自 2020 年 1 月 COVID-19 登陆日本以来已经过了两年多的时间，可在每次 COVID-19 范围扩大时，医疗挤兑的问题都会反复出现，根本见不到什么解决之策，这背后的原因又是什么呢？通过本书，让我们一起揭开这个巨大谜团的谜底吧！

铃木亘

目录

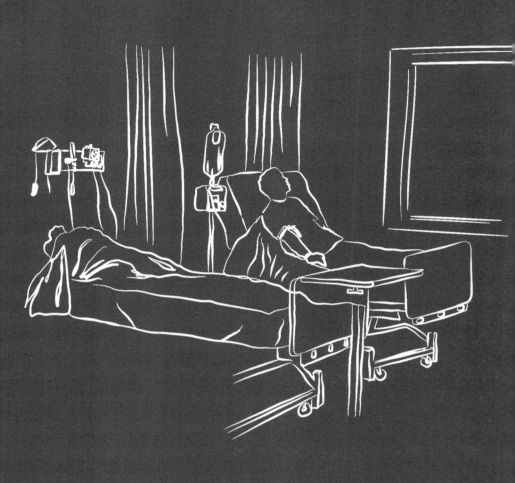

第 1 章

世界第一病床大国的"医疗崩溃"

COVID-19 大流行让日本社会上那些平时难以现形的缺陷和问题纷纷凸显了出来，而其中最复杂的当属医疗服务提供体制。"医疗服务提供体制"这个词可能平时很少听到，简单来说，就是制订医疗服务的实施方法和医疗机构体系的制度。也就是说，医疗服务提供体制决定了医院和诊所开在哪里、开多少家，决定了各等级的医疗机构需要配备多少名医生和护士、多少张床位，说白了，就是决定一个国家能救治多少个患者的体制。从更加广义的角度分析，消防队、急救中心、保健所这些支持着医疗机构施救的服务机构，它们提供服务的制度，也可以包含在医疗服务提供体制内。

从第一波 COVID-19 大流行开始就已经发布了医疗危机宣言

COVID-19 大流行对日本的医疗服务提供体制造成了巨大威胁，甚至可以说让日本的医疗体系陷入了崩溃的危机。图 1-1 体现了 COVID-19 登陆日本以来，日本国内的新增确诊病例数和死亡人数随时间推移的变化趋势。由图可见，从 COVID-19 暴发至今，共有 5 个明显的波峰。

第一个让我们感到吃惊的数据就是，2020 年 4 月，在新增确诊病例数还没那么多的第一波 COVID-19 大流行时，日本医师协会早早就发布了

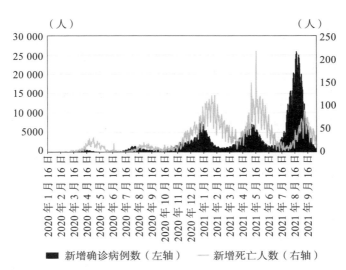

图 1-1　COVID-19 新增确诊病例数和死亡人数的变化（每日统计）

数据来源于厚生劳动省公开数据

《医疗危机状况宣言》并召开了记者发布会，表明医疗体系崩溃的危机已然迫近。东京都知事小池百合子更是在此之前就紧急召开了记者发布会，举着写有"COVID-19暴发，重大局面"内容的牌子，数次表明"医疗体系崩溃近在眼前"的观点，建议东京都市民自觉减少非必要的外出（包括夜间外出）。不过，2020年4月1日日本新增的确诊病例数虽然较3月有所增加，但仅仅只有257例患者，累计至4月的重症病例数也不过62例，死亡合计57例。此时此刻，我们已经经历了第五波COVID-19大流行，再去回看当时COVID-19大流行的严重程度就觉得微不足道了。但就算是这种程度的暴发，在东京都内部对于收治COVID-19患者的病床也已经出现了"一床难求"的情况。

实际上，东京都内能够收治COVID-19患者的医院大都已经满床，救护车当时就已经开始找不到可送的医院了。相扑三段目运动员胜武士发热（高热）却好几天找不到收治他的医院，最后在28岁的年纪就英年早逝。因此，政府于2020年

4月7日发布了《紧急事态宣言》，到5月25日解除前，规定小学、初中、高中停课停学（从3月开始就陆续临时停课），要求商店等商业设施暂时停业、饮食店缩短营业时间、通勤人数减少70%等。政府颁布强硬的人流抑制政策旨在将人与人的接触机会减少80%，由于民众十分配合政府的限制，第一波COVID-19大流行被成功压制[1]。也有专家曾表示COVID-19在夏季不适宜传播，因此大多数民众都相信COVID-19到此终于可以告一段落了。

第三波 COVID-19 严重暴发

事实证明，这种想法错了。《紧急事态宣言》解除后恰逢夏季来临，但第二波COVID-19暴发却也

---

[1]　有经济学研究显示，除受到《紧急事态宣言》的强制要求外，人们由于每天在媒体上看到新增确诊人数增加的新闻而感到恐惧，也会自发地减少外出活动。来源：Watanabe T. Yabu T. (2021): Japan's voluntary lockdown. PLoS ONE 16(6): e0252468.

接踵而至。不过，第二波 COVID-19 暴发时，人们的紧张感还没有完全退去，经历过第一波 COVID-19 大流行，仍在遵守"三密"（密闭、密集和密接）回避等防疫命令，因此并没有造成严重传播，也没有像之前那样造成医疗挤兑。由图 1–1 也可看出，虽然新增确诊病例数比第一波 COVID-19 大流行有所增加，但死亡人数反而减少了。最后，还没等政府再次宣布进入紧急事态，感染者人数就慢慢降了下来。

然而随着"GO TO TRAVEL"（去旅行）[①] 等刺激经济复苏的政策陆续实施，街面上的人流量再次增加，此时又恰逢 2020 年进入秋冬季节，COVID-19 的严峻程度又攀上了新的高峰——第三波 COVID-19 暴发了。从图 1–1 中可明显看出，在第三波 COVID-19 大流行时，死亡人数大幅增加。

---

① "GO TO TRAVEL"（GO TO トラベル）为日本政府为缓解 COVID-19 大流行对旅游业的影响而推行的新政，于 2020 年 7 月开始实施，该政策鼓励民众在日本国内旅游，并为游客提供部分费用。

　　可以预见，医院内自然也发生了前所未见的挤
兑现象。越来越多的急症患者即使被救护车接走也
找不到可以收治的医院，不得不长时间"滞留"在
救护车中。消防管理部门提出过一个概念叫作"急
救运送困难案件"，指的是急救队从抵达现场到开
始运送为止，询问过 4 家以上医疗机构，花费时间
超过 30 分钟的案件，在第三波 COVID-19 最严重的
2021 年 1 月 11 日至 17 日，这样的案件发生过 3317
次，是 2019 年同期的 2.2 倍。千叶市就曾有新闻报
道，1 例正处于居家疗养的 COVID-19 患者在申请急
救后，被整整 20 家医疗机构拒绝收治，急救队在现
场协调的时间竟然长达 6 小时 33 分钟。当然，我们
在这里讨论的急救运送困难案件所涉及的肯定不只
有 COVID-19 患者，统计数字也是包含了所有急症
患者的总数。COVID-19 患者找不到收治医院的窘迫，
在一定程度上也对 COVID-19 以外的其他急症病人
产生了影响。可见，医疗挤兑并不是只有 COVID-19
患者才需要面对的问题。

　　自然地，"COVID-19 患者专用病床"也到了"挤

破头"的程度。在这里，我们所说的"病床使用率"指的就是专门为 COVID-19 患者预留的病床占实际使用病床的比例。在第三波 COVID-19 大流行最严重的 2021 年 1 月，首都圈和关西圈^①的各都、府、县的病床使用率都高达 70%～80%，重症病床的使用率也达到了 50%～60%。连都、府、县的平均水平都到了这个程度，细化到市、区、町、村时就出现了不少病床不足的地区，因此许多患者无法住院，只能居家疗养等待病床。1 月 20 日，日本的居家疗养总人数（包括等待住院的患者）已经超过35 000 人，不断有人在居家疗养时疾病恶化去世。北海道和大阪府都曾研判认为当时的情况已经无法靠他们自己的力量缓解，只能向军方申请派遣救灾部队，由自卫队所属的军医和护士进行支援，以增加病床数。医疗挤兑问题在当时已经达到了灾害的级别。

---

① 首都圈包括东京都、神奈川县、千叶县、埼玉县；关西圈包括大阪府、京都府、兵库县。

预期过于天真的病床确保计划

事态会发展到如此严重的原因，一是对应该提前预留床位数的估计过于天真，二是对病床确保计划的调整动作太慢。图 1-2 显示了日本各都、道、府、县要求各级医疗机构为住院 COVID-19 患者预留病床（住院患者专用病床）的总数变化趋势（图表中的粗黑线）。其实，早在 2020 年 6 月第一波 COVID-19 大流行结束时，厚生劳动省就曾公布过专家对 COVID-19 发展趋势的预判，认为今后的形势仍将恶化。厚生劳动省以此为基础，指示地方政府制订病床确保计划，以应对第二波 COVID-19 暴发。于是，各都、道、府、县为了向全国目标（27 350 张床位）靠拢，从 8 月开始紧急与医疗机构交涉，要求他们增加 COVID-19 患者专用病床。通过图 1-2 也可以看出这一趋势，7 月 22 日预留病床数还是 19 558 张，到 9 月 23 日就已经增加到 26 498 张，区区 2 个月就增加了约 7000 张床位。第二波 COVID-19 大流行之所以没有出现严重的医疗挤兑情况，其背后的

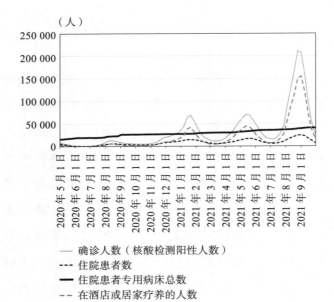

（人）

— 确诊人数（核酸检测阳性人数）
--- 住院患者数
— 住院患者专用病床总数
-- 在酒店或居家疗养的人数

图 1–2　住院患者专用病床等数据的变化趋势图（日本全国）
根据厚生劳动省发布的《针对 COVID-19 疗养情况和住院患者病床总数的调查》（每周更新）统计

原因与病床数在这一时段的激增是分不开的。

　　然而，仔细分析图中的病床确保计划可以看出，政府对第三波 COVID-19 大流行的预期过于天真了。病床确保计划的目标之所以设定为 27 350 张床位，是根据当时日本每天平均新增的感染人数最

多为 2788 人制订的，住院患者总人数最多为 20 780
人，重症患者总人数最多为 2928 人。分地区来看，
东京都每天平均新增 477 人，住院 2835 人，大阪府
每天平均新增 159 人，住院 1009 人，日本政府由此
进行推演，确定了最终的目标数字，现在来看是过
度乐观了。就算是用来应对夏天的第二波 COVID-19
大流行，这么多床位也不过是刚刚覆盖估算的患者
总数而已，况且其实在第二波 COVID-19 大流行最严
重的时候，实际的住院患者数已经超过了医疗机构预
留的病床总数，病床确保计划在那个时候就应该进行
调整了。

　　真正的问题出现在第二波 COVID-19 大流行结
束后，由秋转冬的季节，第三波 COVID-19 大流行逼
近的时候。虽然多名专家彼时已经预料到 COVID-19
仍将严重扩散，但厚生劳动省和各地方政府根本没
怎么修改病床确保计划。日本政府动作慢的后果就
是各都、道、府、县的住院患者专用病床总数图像
呈现"一条横线"，数字几乎没有增加（图 1-2）。甚
至有些地区在第三波 COVID-19 暴发前，将之前好不

容易预留下来的专用病床给撤销了，同时还与指定用于隔离疗养的部分酒店解约（在第四波 COVID-19 暴发前夕也发生过类似的情况）。最后，日本政府为了战胜第三波 COVID-19 大流行，不得不第二次发布《紧急事态宣言》，重新制定了缩短餐饮店营业时间等强硬的人流抑制政策。

第四波和第五波 COVID-19 大流行：
变异毒株的示威

2021 年初春，第三波 COVID-19 大流行刚刚结束，第四波 COVID-19 大流行就迫不及待地降临了。第四波 COVID-19 扩散的始作俑者是首次发现于英国的阿尔法毒株。和过去的毒株相比，阿尔法毒株的传染性更强，导致重症的速度更快。第四波 COVID-19 大流行和过去的三波 COVID-19 大流行不同的特征是扩散起点是关西圈，进而依次传播到与关西圈有交流的地区，最终席卷日本全国。最终，医疗资源不像首都圈那么充足的地区再次发生了严重的医疗挤兑，尤其是大阪府，在第四波COVID-19大流行有过一段惨痛的经历，还曾被人戏称"大阪地狱"。举例来说，4月21日接近第四波COVID-19大流行的高峰期时，日本全国的病床使用率已达82%，重症病床使用率超过90%，只能应对轻症的医院由于收治制度不完善，频发重症患者外溢的情况，死亡患者此起彼伏。纵观日本全国，第四波COVID-19大流行造成的死亡人数不断增加，仅5月18日当天，日本全国的死亡人数就有216人，可谓是前无古人、后无来者（图1–1，截至2021年9月）。

进入夏季后，来自印度的德尔塔毒株开启了第五波COVID-19大流行。德尔塔毒株比阿尔法毒株的传染性更强，确诊人数的增加速度前所未见、令人瞠目。不过万幸的是，疫苗接种的推进速度也有了很大的提升，因此死亡人数（尤其是老年人的死亡人数）相对较少。但尽管如此，因为确诊人数大幅增加，其中仍有一定比例的患者转为重症，第五波COVID-19大流行同样带来了严重的医疗挤兑。重症病床的使用率一度达到了 97%（东京都）和 91%（神奈川县）的高峰值（9 月 1 日）。同时，再加上奥运会的举办给日本带来了放松情绪，以及大量民众在传统节日盂兰盆节回乡省亲等因素，第五波 COVID-19 迅速在日本扩散了起来。在医疗资源不丰富的地区，医疗挤兑尤其严重，甚至出现了大量找不到疗养场所的"医疗难民"。据调查，8 月 18 日仍在接受协调寻找疗养场所的患者还有 3 万多人，等待住院的患者有 1858 人。另外，由于居家疗养的患者激增（截至 8 月 18 日为 96 857 人），地方保健所的管理无法做到尽善尽美，因此每天都会有患者死在自己家中。千叶县柏市竟然还有这样一则令人痛心的新闻：一位确诊 COVID-19 的孕妇被至少 9 家医疗机构拒绝收治，最终导致其在家中早产，胎儿死亡。

然而，在第四波和第五波 COVID-19 大流行时，医疗挤兑问题明明已经如此严重，可政策规定的预留病床数却没有增加（图 1–2），政府依然只靠鼓励疫苗接种和颁布人流抑制政策来对抗 COVID-19。

日本的医疗体系崩溃了吗

通过上文，我们将日本从第一波到第五波 COVID-19 大流行的基本情况和医疗挤兑的严重程度回顾了一遍。接下来，请你重新思考一下这个问题：日本的医疗体系崩溃了吗？所谓的"医疗体系崩溃"没有明确的定义。如果你把此次 COVID-19 大流行刚开始时世界各地表现的情况，即 COVID-19 患者躺在医院走廊里得不到救治，只能原地等待死亡称作"医疗体系崩溃"的话，那日本的确没有地方严重到这个地步。但如果我们把"大量患者病情严重需要住院，在保健所等机构进行转诊和协调后，都、道、府、县却拿不出为他们预留的专用病床"或"患者未能住院治疗，在等待住院的过程中死亡"的情况定义为"医疗体系崩溃"的话，那么在前五波 COVID-19 扩散期间，日本已经发生了好几次，尤以东京都、大阪府等大城市为典型。由于各级医院的重症监护病房和住院病床都被 COVID-19 患者挤占，罹患其他伤病的急救患者入院遭遇困难，做不了手术、得不到治疗的情况越来越普遍，这种现象就是医疗挤兑。在本书中，我暂且将医疗挤兑视作医疗系统崩溃的危机。

日本确诊人数算不算多

在前言中我们提到，本书的主旨是揭秘为什么日本的医疗体系那么轻易就"崩溃"了。但首先，我要先说明一下为什么日本发生医疗系统崩溃如此不同寻常。事到如今，你可能觉得"医疗挤兑"已经非常常见，或许都听习惯了，但其实，在COVID-19暴发前，日本的医疗体制一直是世界顶级的，普遍认为医疗系统崩溃的危机不可能发生在日本。我将从以下两个具体的方面，来解释为什么日本发生医疗体系崩溃着实令人难以理解。

第一，和其他大多数国家相比，日本的COVID-19确诊人数很少。菅义伟政府的官员高桥洋一教授（嘉悦大学）曾把日本的COVID-19状况和外国做比较，称日本只有"涟漪"的程度。这一言论引起了民众抗议，高桥洋一也辞去了内阁官房参事的职务。但其实，认可这一比喻的专家绝不在少数。图1–3 和图1–4 分别显示了世界主要国家每 100 万人口中 COVID-19 确诊人数和死亡人数随时间的变化

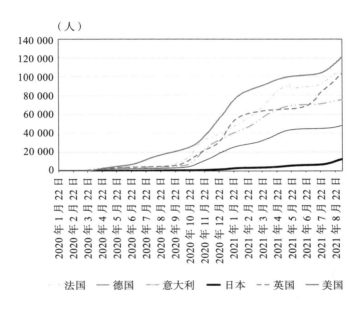

图 1–3 世界主要国家每 100 万人口中 COVID-19 确诊人数（累计）
数据来源于约翰斯·霍普金斯大学 COVID-19 资源中心（Coronavirus Resource Center）

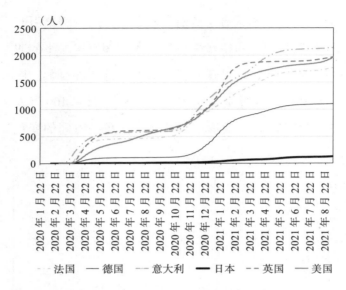

图 1-4　世界主要国家每 100 万人口中的 COVID-19 死亡患者人数（累计）

趋势。请注意，图中统计的是确诊患者和死亡患者的累计数字，因此随着时间的推移，数字越来越大。

很明显，和其他大多数国家相比，日本 COVID-19 确诊人数少之又少。然而，在我们看来 COVID-19 大流行严重到无法想象的德国和英国却没有发生医疗系统崩溃的危机。意大利和美国（纽约）虽然最初"崩溃"过，但后来因为床位数有了大幅的提升，也都顺利度过了之后的几波扩散。可为什么尽管日本的确诊人数和死亡人数比他们都少，却发生了连欧美国家都少见的严重医疗挤兑呢？此外，为什么 COVID-19 暴发到现在已经将近 2 年过去了，在每次新一波 COVID-19 大流行来袭时，我们依然会迎来医疗系统崩溃的危机，这种状况并不见好呢？

世界领先的病床大国

第二，日本的医疗服务资源和其他大多数国家相比都充足很多。在 COVID-19 大流行前，厚生劳动省和日本医师协会对日本的医疗服务提供体制非常自豪，常常自夸"日本医疗冠绝世界"。之所以会有这种心态，是因为日本医疗机构的床位数和国外相比明显占优，甚至可以说日本就是"世界领先的病床大国"。

　　具体看一下支持"病床大国"说法的数据吧。截至 2019 年，日本的每千人口病床数为 12.8 张，其他发达国家（OECD 成员国 [①]）的平均水平为 4.4 张，日本完胜（图 1–5）。同时，和住院 COVID-19 患者有直接关系的急性期病床数，日本每千人口有 7.7 张，其他发达国家（OECD 成员国）的平均水平为 3.5 张，日本依然凌驾其上（图 1–6）。急性期病床是指在病症刚刚发病，患者状态急剧恶化的"急性期"中，为患者提供集中医疗服务的病床，通常，医院会为急性期病床配备数量充裕的医生和护士。可是既然日本的病床数量如此之多，为何依然会发生医疗挤兑呢？想来真的非常不可思议。

[①] OECD，即经济合作与发展组织（Organization for Economic Co-operation and Development），经合组织成员国共 38 个，并不都是发达国家。

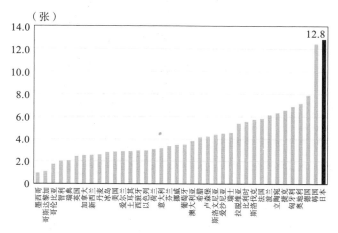

图 1-5　OECD 成员国每千人口病床数（2019 年）

数据来源于 OECD（*Health at a Glance 2019*），截至 2019 年。其中，美国的数据为 2018 年，澳大利亚的数据为 2016 年

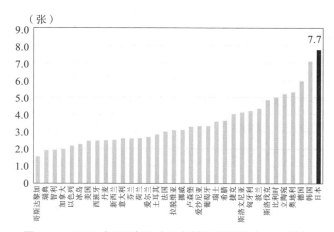

图 1-6　OECD 成员国每千人口急性期病床数（2019 年）

数据来源于 OECD（*Health at a Glance 2019*），截至 2019 年。其中，美国的数据为 2018 年，缺少澳大利亚、墨西哥、哥伦比亚和英国的数据

专用病床仅占总体的 4%

我们再来仔细地分析一下日本的病床体制。目前，日本医疗机构的床位总数约为 160 万张。根据最新统计［来源：厚生劳动省《医疗设施调查（2019年）》］，截至 2019 年 10 月，日本各级医院、有床诊所（有住院床位的诊所）、牙科诊所的床位数合计为 1 620 097 张（表 1–1）。然而，其中精神科病床、结核病病床、用于老年人介护和慢性病治疗的疗养病床，以及有床诊所和牙科诊所的病床，由于配备的医护人员人数较少，难以收治 COVID-19 患者，需要在统计中去除，因此真正具有收治 COVID-19 患者住院治疗的能力的床位数，只有各级医院的感染科病床（1888 张）和普通病床（887 847 张），合计约 90 万张（889 735 张）。

然而，在这约 90 万张病床当中，真正能供 COVID-19 患者住院使用的也不过寥寥。举例来说，在第五波 COVID-19 大流行最为严重时（2021 年 8月 18 日），住院患者专用病床共有 37 723 张，重

表 1-1　日本医疗机构病床分类（2019 年）

		床位数（张）	所占比例
各级医院（合计：1 529 215，占 94.4%）	精神科病床	326 666	20.2%
	感染科病床	1888	0.1%
	结核病病床	4370	0.3%
	疗养病床	308 444	19.0%
	一般病床	887 847	54.8%
有床诊所		90 825	5.6%
牙科诊所		57	0.0%
合计		1 620 097	100.0%

数据来源于厚生劳动省《医疗设施调查（2019 年）》

症患者专用的病床共有 5530 张，占全部可用病床（889 735 张）的比例分别为 4.2% 和 0.6%。由此可见，导致医疗系统崩溃的直接理由是：虽然床位的数量十分充裕，但可以收治 COVID-19 患者的床位却非常少。极少一部分医疗机构，拼命地利用自己手里所剩无几的病床救治患者，可无数不收治 COVID-19 患者的医疗机构，却把持着大量病床。

除此以外，如上所述，日本已经经历了好几波 COVID-19 大流行，已经有了应对的经验，却迟迟未能增加专用病床的数量，这也是发生医疗挤兑的直接原因之一。重新看一下图 1–2，住院患者专用病床总数从 2020 年 5 月 1 日开始统计的 16 081 张，到 2021 年 8 月 18 日的 37 723 张，数量虽然增长了 1 倍多，但和同时间段内的 COVID-19 患者数比起来，增加的速度明显不够。更甚的是，人们还发现，在这些专用病床当中，出现了一边领取为 COVID-19 患者预留病床的专项补助资金，一边却拒绝收治 COVID-19 患者的"幽灵病床"。

综上所述，为什么日本的医疗服务提供体制做不到"全体动员"呢？目前的状态下，又为何长久得不到改善呢？

原著者将在下文各章中，一个一个地分析原因。日本顶着"世界第一病床大国"的帽子，却只有寥寥无几的床位可供 COVID-19 患者使用，且不能随着时间的推移适当地增加专用病床数量，导致这种情况的真正"犯人"（原因）究竟是谁呢？原著者找出了以下 7 个"嫌疑人"：

- 嫌疑人 1 号：医护人员太少。
- 嫌疑人 2 号：私立医院过多。
- 嫌疑人 3 号：小规模医院过多。
- 嫌疑人 4 号：大型医院无法满负荷工作。
- 嫌疑人 5 号：医院之间不沟通、不合作。
- 嫌疑人 6 号：地域医疗构想的束缚。
- 嫌疑人 7 号：日本政府治理能力不足。

从第 2 章开始，原著者将对其逐一进行调查和分析。

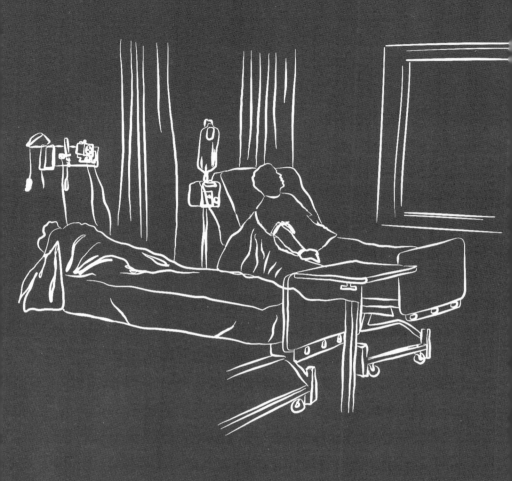

第 2 章

嫌疑人 1 号：医护人员太少

　　日本的病床那么多，为什么还会面临医疗系统崩溃的危机呢？拿这个问题去问医院的工作人员，他们大都会回答："因为床位虽多，但医护人员太少了。"的确，就算病床再怎么多，如果实际在一线工作的医生、护士等人员数量太少，那也收治不了太多的 COVID-19 患者。

COVID-19 大流行开始便遭遇专科医生和专科护士人手不足

　　COVID-19 大流行刚开始，医疗现场就传来了阵阵叫苦声，这是因为传染病专科的医生和护士人手严重不足。

　　日本的传染病相关法律，按照疾病症状的严重程度和传染性的强弱，将传染病分成了"一类至五类传染病""指定传染病""新传染病""新型流感等传染病"这 8 类。COVID-19 被归入"指定传染病"①，这一类传染病，其病原体并非完全未知，但因为造成的疾病是全新的，会产生多大的危害，仍需专家进一步讨论。最终，厚生劳动省的讨论结果是把 COVID-19 定为"相当于二类传染病的指定传染病"，即和二类传染病具有相同的危险程度，需以此为标准制定政策。二类传染病包括结核病、重症急性呼吸综合征（SARS）、H5N1 型禽流感等，患者需严格实行住院隔离，患病期间不得外出。不过实际上，厚生劳动省在制定政策时，拿捏的严格程度甚至超过了二类传染病的标准，已经接近埃博拉出血热等一类传染病的标准了。

因此，根据法律规定，COVID-19 患者在原则上必须被送往指定的传染病医院进行住院治疗，使用感染科病床。然而，在 COVID-19 暴发之初，符合条件的传染病医院在日本只有 379 家，感染科病床总数仅有 1891 张，在 COVID-19 大流行面前无异于杯水车薪，瞬间就被确诊患者占满了。

---

① 2021 年 2 月 13 日变更为"新型流感等传染病"。

COVID-19 患者需要多名医护人员参与

为了应对这种情况，厚生劳动省改变了指导方针，同意同时利用传染病医院的其他病床（结核病病床、一般病床）和大学附属医院、日本公立医院和私立医院等医疗机构的一般病床。此外，由于政府将COVID-19 看作二类传染病，情况非常危险，因此并不是每一位医护人员都可以简单应对。有应对能力的医护人员基本上都是感染科或呼吸内科的专科医生，以及具有应对传染病相关知识的护士（感染管理认定护士、感染科专科护士等）。就算在传染病专科医院和大型医院，都可能筹集不到这么多专科医生和专科护士，那么就算床位有富余，也很快就会陷入医护人员不足的泥潭。

后来，这些医疗机构动员了其他科室的医生和护士前来换班、建立了"COVID-19 病房"，让医护人员一边受训一边诊治 COVID-19 患者，但即便如此，依然未能解决医护人员人手不足的问题。这是为什么呢？这是因为收治 COVID-19 患者住院的整个过程通常需要多名医护人员共同参与。

此外，为了保证医护人员自己不被传染 COVID-19，他们必须穿戴防护服、医用护目镜和 N95 级别的医用口罩，进行细致的全方位防护。穿戴这些装备本身就很耗时，穿戴完毕后，医护人员在治疗、看护中的动作也必须缓慢、小心，"单兵作战"的效率就不得不降低。

同时，为了防止院内感染，一般的医院都不会再让接诊过 COVID-19 患者的医护人员再去治疗和看护别的患者。通常，医生和护士会同时或相继负责罹患各种疾病的患者，且每位医生或护士可以负责很多的患者，但收治 COVID-19 患者时就不一样了，每位医生或护士可以负责的患者反而减少了。也就是说，为了收治一定数量的 COVID-19 患者，需要的医护人员数量要比平时多，因此就算医院进行院内的人员调配，医护人员人手不足的问题也会像"慢性病"一样遗留下来。

护士相继离职

重症患者一般都戴着呼吸机、ECMO（体外膜肺氧合）等装置进行治疗。为了应对重症患者的情况突变，防止并发症的发生，护士通常需要严密监控患者的情况，每名护士只能看护 1～2 例重症患者。除了监控患者体征，每隔几小时还需要给患者改变一次体位，此时需要 6 名以上的护士互相配合。因此，收治重症患者的医院，必须配备平时 3 倍以上的护士。这下不仅医生严重不足，连护士不足的事态也变得更严重了。

对平时接触不到重症患者的一般病床护士来说，看护 COVID-19 患者的任务过于残酷了。防护服紧紧地包裹着身体，拼命地做着并不熟悉的业务，可有时依然挽回不了患者的生命。如果患者死亡，将患者的遗体装入尸体袋，防止体液外漏，最后再在拉链上贴上胶带密封，这些也成了护士的工作。每次看到这些尸体，想到其家人连他们的最后一面都见不上就要被送到火葬场，护士们一定也会感到说不出的无奈吧。护士一开始还靠着一腔使命感来"燃烧"自己，可后面不断受到精神和肉体的双重折磨，最终许多人自感"燃尽"，相继离职。护士离职进而导致人手不足的问题日益严重，人手愈发不足导致离职的人更多，从而陷入恶性循环。而且，原本为"COVID-19 病房"和 COVID-19 病床选拔护士的部门，如今也陷入了人手不足的状态。为了解决这一问题，厚生劳动省在 2020 年末要求日本约 208 所护士学校将具备护士执业资格的研究生和专业老师派往医疗现场。这场"学生动员"活动，也足以证明护士人手不足问题已经到了"火烧眉毛"的程度。

医师总数低于 OECD 平均水平

综上所述，在实际收治 COVID-19 患者的专科医院和大型医院看来，院内的医护人员人手不足已经是不争的事实了。每一波 COVID-19 大流行时，该如何周转短缺的医护人员，总是让这些医院困扰不已。

而且，第 1 章已经分析过，实际收治 COVID-19 患者的医院，在日本范围内只是极少的一部分而已。那么，未收治 COVID-19 患者的医院和诊所，是否也有医生和护士人手不足的问题呢？如果日本的医生和护士总人数充足的话，那么就可以给收治 COVID-19 患者的医院增派人手，或者将未收治 COVID-19 患者的医院和诊所的医护人员派遣给收治的医院进行支援。在这样的非常时期，如果我们能超越地域和单位的限制，颁布一个"总动员"的体制，问题就有可能得到解决。那么，接下来，我们就来详细地分析一下日本在全国范围内到底有多少医生和护士，与其他国家相比是多还是少？

图 2-1 比较了日本与 OECD 成员国的医师人数。截至 2018 年，日本每千人口的医师人数为 2.5 人，比 OECD 成员国的平均值 3.5 人要低不少。日本虽然是病床数世界第一，但对于医师人数来说，与 OECD 成员国相比却不占优势。

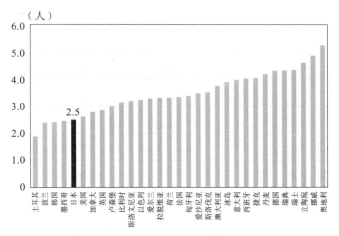

图 2-1　OECD 成员国每千人口医师人数（2018 年）
数据来源于 OECD（*Health at a Glance 2019*），截至 2018 年。其中，卢森堡和波兰的数据为 2017 年，缺少芬兰、希腊、新西兰、葡萄牙、智利、哥伦比亚和哥斯达黎加的数据

个体开业医师无法成为"即战力"

除此以外，根据厚生劳动省的统计（《医师、牙科医师、药剂师统计（2019 年）》），在日本大约 30 万名医师中有 1/3，即将近 10 万人在诊所任职（表 2-1）。也就是说，这些医师是乡村医生或个体

开业医师，多数没有住院床位，只接待门诊患者。因此，对于个体开业医师来说，相对难以成为应对 COVID-19 住院患者的"即战力"。

日本的诊所当中包括最多可拥有 19 张住院床位的有床诊所，这样的诊所就像小规模的"个人医院"。但即便如此，诊所基本上也难以收治急性期和重症的患者，因此，经营有床诊所的个体开业医师也无法迅速应对 COVID-19 患者的住院需求。

还有一点，通过表 2-1 可以看出，经营诊所的个体开业医师，平均年龄已达 60 岁，整体年龄偏高。实际上，个体开业医师超过 50% 在 60 岁以上，约 20% 在 70 岁以上。在疫苗普及之前，医师自己被传染，恶化成重症患者的风险也很高。由此可见，让年事已高的个体开业医师来应对 COVID-19 患者的需求，可以说难度很大。

表 2-1　日本执业医师按年龄、医疗机构类别的统计表（截至 2018 年 12 月 31 日）

| | 医院、诊所合计 | | 医院 | | | | | | 诊所 | |
| | | | 合计 | | 非医学院附属医院 | | 医学院附属医院 | | | |
	医师人数（人）	所占比例（%）	医师人数（人）	所占比例（%）	医师人数（人）	所占比例（%）	医师人数（人）	所占比例（%）	医师人数（人）	所占比例（%）
29 岁以下	29 378	9.4	29 171	14.0	18 788	12.4	10 383	18.4	207	0.2
30—39 岁	64 508	20.7	59 965	28.8	35 752	23.6	24 213	42.9	4543	4.4
40—49 岁	67 384	21.6	49 079	23.6	35 719	23.5	13 360	23.7	18 305	17.6
50—59 岁	67 274	21.6	38 247	18.4	32 028	21.1	6219	11.0	29 027	28.0
60—69 岁	53 016	17.0	22 282	10.7	20 118	13.3	2164	3.8	30 734	29.6
70 岁以上	30 403	9.7	9383	4.5	9286	6.1	97	0.2	21 020	20.2
合计	311 963	100.0	208 127	100.0	151 691	100.0	56 436	100.0	103 836	100.0
平均年龄	49.9 岁		44.8 岁		47.0 岁		39.0 岁		60.0 岁	

数据来源于厚生劳动省《医师、牙科医师、药剂师统计（2019 年）》

医院执业医生人数少并非"主犯"

除去个体开业医师，日本全国受雇于医院的执业医生仅剩约 20 万人。医院执业医生不足的问题，在 COVID-19 暴发前就已经是非常严重的社会问题了。这个由来已久的社会问题是否也为接诊 COVID-19 患者的医护人员人手不足"添了把火"呢？这个可能性确实存在。

然而，20 万人也不是个小数字。虽然他们不都是感染科或呼吸内科的专科医生，但由于日本大学医学院系一律都要求学生学习和训练所有科室的知识和技术，在法律上，获得国家认可的执业资格证的医师都具备在各个科室工作的能力。只要进行一段时间的"特训"，大多数医院执业医生应该都可以接诊 COVID-19 患者。诚然，医院执业医生需要应对的住院患者不只有 COVID-19 患者，但迄今为止 COVID-19 住院患者的人数高峰也不过 24 488 人（2021 年 9 月 1 日），重症患者高峰不过 2223 人（2021

年 9 月 3 日），而日本有 20 万名医院执业医生，这些患者都应付不了是不可能的。而且，如今个体开业医师基本上也都完成了疫苗接种，只要愿意，也可以前往收治 COVID-19 患者的医院进行支援。

由此可见，问题的本质并非日本全国的医师人数太少，而是只有极少一部分的医院执业医生在进行压力过大的工作，并被逼到了极点。医师和病床一样，关键在于国家未能颁布"总动员"的体制。再来看护士的情况。截至 2018 年，日本每千人口的护士人数为 11.8 人，比 OECD 成员国的平均值 9.0 人要多（图 2-2）。可以看出，护士人手不足的本质也不是日本全国的护士人数太少，而是只有一部分收治 COVID-19 患者的医院的护士在拼死工作。如果政府能给护士也指定出"总动员"体制，解决这一问题是很有可能的。

综上所述，医护人员人手不足虽然和医疗系统崩溃的危机有很深的关系，但经过分析，这一点并非"主犯级别的嫌疑人"。

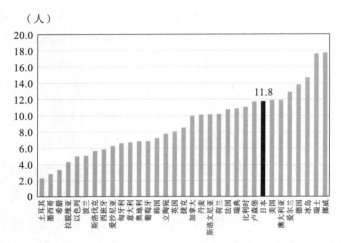

（人）

图 2-2　OECD 成员国每千人口护士人数（2018 年）

数据来源于 OECD（*Health at a Glance 2019*），截至 2018 年。其中，卢森堡和波兰的数据为 2017 年，缺少芬兰、新西兰、智利、哥伦比亚和哥斯达黎加的数据

医院执业医生和个体开业医师的收入差距

我们顺便分析一下在 COVID-19 大流行前，医院执业医生不足的真正原因。人们常说的原因有：①日本的医师人数整体不足（包括个体开业医师）；②加班时间长，医院执业医生的工作环境恶劣，工作方式不健康；③和个体开业医师相比收入低，两

者在同等的劳动下获得的佣金差别过大。

　　分析可知，日本每千人口的医师总数和其他 OECD 成员国相比确实较少，但现有的程度是否可以说是"不足"还有待讨论，而且比起人数不足，更重要的问题是地域分布不均。相比之下，工作环境和工作方式，以及和个体开业医师相比收入低，这两个问题，导致医院执业医生不足却是没有争议的。

　　尤其是医院执业医生和个体开业医师的收入差距是非常显著的。根据厚生劳动省《第 21 次医疗经济实态调查（2017 年）》的数据，医院执业医生的平均年收入为 14 880 603 日元（平均年薪 13 167 933 日元＋奖金 1 712 670 日元），而个体开业医师的平均年收入为 27 489 071 日元（平均年薪 27 373 713 日元＋奖金 115 357 日元），两者的差距几乎成倍。诚然，个体开业医师还要支出诊所的运维费用等医院执业医生不涉及的支出项目，两者的收入无法直接比较，但即便如此，他们的收入差距也是惊人的。收入差距，再加上工作环境和工作方式的残酷，辞去医院执业医生工作，转而变为个体开业医师的医生越来越多，医院执业医生不足的问题也就日益严重了。

　　要解决这个问题也很简单。医院执业医生和个体开业医师的收入来源是诊疗报酬①，而决定诊疗报酬的是厚生劳动省的审议会（日本中央社会保险医疗协议会），只要大幅提高医院的诊疗报酬，同时降低个体开业医师的诊疗报酬就可以了。降低个体开业医师的诊疗报酬，既能保持财政的平衡（在整体上保证医疗费用不上涨），还能扭转目前许多医院执业医生辞职开业，个体开业医师相对过剩的现状。然而，这样的决策一定会招来中央社会保险医疗协议会的主要成员，即日本医师协会等团体的强烈反对，因此实际推行比较困难。像医院执业医生不足这样

---

① 日本的诊疗报酬是指医疗机构和药店就医保负担的医疗服务和药品向患者收取的费用，相当于日本医保目录内的医疗服务、药品费用，其中包括每种医疗服务固定的基本费用和根据服务表现（如是否过度医疗、住院时间长短）增减的核算费用。诊疗报酬的30%由患者个人支付（儿童、老人等特殊群体比例不同），70%由医保支付。由于日本实施"自由诊疗"，患者可自由选择医疗机构和主管医师，医术高超、服务精神强的医生，收入也会提高。

"提出办法容易，施行起来难"的问题，也成了日本政治的痼疾。

反对新开设医学院系

或许你会觉得，还可以增加大学医学院系的招生名额，或者建新的医学院系，大量培养新的医院执业医生。然而，由于日本全国的医疗费支出总量是基本确定的，如果贸然增加医师的人数，现有医师平均每人的收入就会减少，日本医师协会、厚生劳动省和文部科学省的官僚，一定会以"医师供给过剩"为理由反对。因此日本从 1979 年开设琉球大学医学系后，直到 2016 年都没有再开设任何一个新的医学院系。时隔 37 年开设新的医学院系，也是因为日本发生了"3·11"特大地震，日本东北地区的医疗缺口有目共睹，政府这才允许在东北药科大学（现已更名东北医科药科大学）开设医学系。此后，由于国家战略特区享有政策优惠，国际医疗福祉大学于 2017 年开设了医学院。这个话题有点儿跑题，所以我只简略地写几句。当时，我作为国家战略特区工作组的委员之一，目睹了既得利益者们对新开医学院系强烈反对的态度。要不要新开医学院系，这个问题的意义已经超越了医院执业医生和个体开业医师的收入差距，成了更为艰深的政治问题。

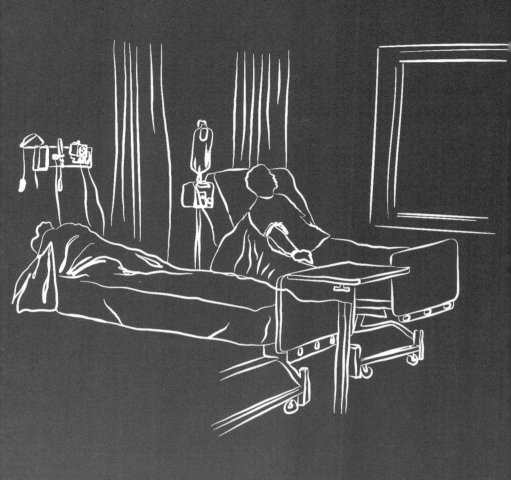

第 3 章

嫌疑人 2 号: 私立医院过多

日本陷入医疗体系崩溃危机的下一个常被人指摘的原因，就是日本的私立医院过多。和遵照政府的政策、行政命令行事的公立医院、公共医院①不同，众多私立医院不听从政府的指示，人们认为私立医院过多，就会迅速导致医疗挤兑的出现。那么，日本真的有私立医院过多（公立医院、公共医院过少）的情况吗？让我们先和其他国家的情况进行对比，认清事实吧。

公立医院和公共医院仅占 20%

根据厚生劳动省的统计数据（《医疗设施调查（2019 年）》），以医院数进行统计，所有医院中属于公立和公共性质（国有或独立行政法人所有）的医院占 18.4%（表 3-1）。以床位数进行统计，公立医

---

① 公共医院是指由日本红十字会、农协、各地区及各行业的医疗保险互助机构开设的公益性质的医院。具有公益性质的日本国立医院机构开设的医院、日本国立大学的附属医院也属于公共医院。公共医院中也有由日本地方政府出资运营的公立医院（与公立医院有交叉）。有些是日本国立大学附属医院（与教学医院有交叉）。

院和公共医院由于一般规模较大，病床较多，有所提高，占 28.7%（表 3-2）。但不管怎么算，公立医院和公共医院都仅占全部医院的 20%～30%；换句话说，私立医院占全部医院的 70%～80%。由此看来，确实可以说日本的医疗服务提供体制是以私立医院为中心的。

接下来，我们再来比较一下日本公立医院、公共医院（以医院数进行统计）和其他 OECD 成员国的数据。通过图 3-1 可知，日本位居倒数第四，公

表 3-1　不同性质的医院数（仅统计医院）

	医院数	所占比例
国有医疗机构	322	3.9%
公共医疗机构	1202	14.5%
社会保险系团体	51	0.6%
医疗法人	5720	68.9%
个人	174	2.1%
其他	831	10.0%
医院数合计	8300	100.0%

数据来源于厚生劳动省《医疗设施调查（2019 年）》

表 3-2　不同性质医院的床位数

	床位数	所占比例
国有医疗机构	126 423	8.3%
公共医疗机构	311 724	20.4%
社会保险系团体	15 523	1.0%
医疗法人	855 804	56.0%
个人	16 457	1.1%
其他	203 284	13.2%
床位数合计	1 529 215	100.0%

数据来源于厚生劳动省《医疗设施调查（2019 年）》

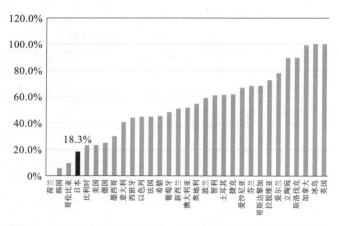

图 3-1　OECD 成员国公立医院、公共医院所占比例（2018 年）
数据来源于 OECD（*Health Statistics 2019*），截至 2018 年。其中，缺少卢森堡、斯洛文尼亚、瑞士、瑞典、匈牙利的数据

立医院、公共医院相当少。

OECD 成员国公立医院、公共医院所占比例的平均值为 52.7%

私立医院占比和医疗系统崩溃的关系

那么我们可以说，公立医院、公共医院数量少的国家，更容易发生医疗系统崩溃吗？我们来粗略地回顾一下图 3-1 中公立医院、公共医院占比较低国家的情况吧。例如，荷兰在这个方面比较极端，公立医院、公共医院占 0%，在 2020 年秋季第二波 COVID-19 大流行时，确实因医疗挤兑，曾将 COVID-19 住院患者转送德国。同样是在第二波 COVID-19 大流行时，比利时也曾因住院患者激增而直面医疗系统崩溃的危机，实施过一段时间严格的封城政策。意大利、西班牙、美国纽约市的情况我们比较熟悉了，都曾在第一波 COVID-19 大流行的时候发生过严重的医疗挤兑。就算是确诊人数相对较少的韩国，也曾在 2020 年冬季第三波 COVID-19 大流行时出现过重症病床挤兑的情况，当时韩国官方的医生组织大韩医师协会的会长还发表过《国家医疗危机宣言》。这么看来，公立医院、公共医院占比较低，似乎确实与医疗系统崩溃是有关系的。

然而，冷静地思考后，我们可以发现，也有些国家虽然公立医院、公共医院占比也很低，但他们不但没有发生医疗挤兑，甚至还从意大利、法国、荷兰等国家接收了不少 COVID-19 患者，如德国（不过，德国的私立医院也包括由财团、宗教组织经营的公益医院，以及近年来通过并购等手段由公立医院转变而来的私立医院，这些医院虽然属于私立，但依然有很明显的公立特征）。反观不少公立医院、公共医院占比很高的国家，2020 年的超额死亡率同样很高，如立陶宛、波兰、捷克、斯洛伐克等[1]。超额死亡率衡量的并不仅仅是 COVID-19 患者的死亡

---

[1] 数据来源于 Islam N. Shokolnikov VM. Acosta RJ. Klimkin I. Kawachi I. Irizarry RA. et al. (2021): Excess deaths associated with COVID-19 pandemic in 2020: age and sex disaggregated time series analysis in 29 high income countries. The BJM (Internet). May 19: 373.

率，而是所有疾病造成的人口死亡与其他年份比较
的增减趋势。2020 年由于 COVID-19 大流行，我们
可以通过超额死亡率看出一个国家医疗系统崩溃的
程度。

图 3-2 的横坐标为一个国家公立医院、公共医
院的占比，纵坐标为超额死亡率，我们可以通过这
张图表来分析两者之间的关系。虽然研究者只选取
了横、纵坐标数据都齐全的国家进行分析，但已经
可以看出，实际的发现与我们的预想相反，虽然看
似是公立医院、公共医院占比越低的国家，超额死
亡率越低，但数据离散程度过大，可见公立医院、
公共医院的占比与医疗系统是否容易崩溃之间没有
明确的关系。由于不同国家 COVID-19 的严重程度、
医疗服务的提供体制，以及医疗制度都完全不同，
因此武断地比较公立医院、公共医院的占比与超额
死亡率也就没有科学意义了。

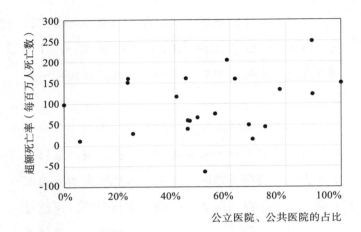

图 3-2　公立医院、公共医院的占比与超额死亡率的关系
超额死亡率（2020 年）数据取自牛津大学 Nazrul Islam 团队的研究。
公立医院、公共医院的占比数据取自图 3-1，只节选了占比和超额
死亡率数据都有的国家

问题的本质在于法律制度使政府
无法颁布行政命令

　　再说，就算私立医院再多，如果能像美国一样，在非常时期由总统或行政长官颁布紧急命令，通过法律要求私立医院预留专用病床，那即便公立医院、

公共医院占比低也不会造成影响。

例如，在第一波 COVID-19 大流行时直面医疗系统崩溃危机的美国纽约，时任州长安德鲁·科莫紧急下令，让州内所有医院（包括私立医院）全部增加至少 50% 的床位，如果私立医院拒不遵守，其所有权将被州政府强制接收。这么一来，每家私立医院都只得遵命了。除此以外，州政府还临时征用大规模建筑物修建方舱医院，请求海军派遣医院船，并将州内医学院的学生派往各医院支援救治工作，仅用了 3 周左右的时间就打造了 9 万张 COVID-19 患者专用病床。纽约州努力的结果是，即便后来每天的新增确诊人数高达 1 万以上，但再也没有像第一波 COVID-19 大流行时那样，出现崩溃危机。

除美国外，以法国、德国为代表的欧洲国家，也颁布过各种各样的行政命令，责令私立医院预留 COVID-19 患者专用病床，即便是和日本具有类似医疗制度的韩国，在第三波 COVID-19 大流行之际，为了保证重症病床的供给，也针对各大型医院颁布了强制命令。

然而，日本不管是中央政府还是地方政府，在这样的存亡关头，竟然都没有权力命令私立医院，如果私立医院拒绝收治 COVID-19 患者，那谁都拿他们没办法。综上所述，这个问题的本质，与其说是私立医院过多导致的，不如说是日本的法律制度导致的（即便在非常时期也不能颁布行政命令）。

法律还停留在"请求"的层面

我们继续展开讲讲这个问题。具体来说，这个问题涉及四种法律，即《医师法》《医疗法》《传染病法》和《新型流感等对策特别措施法》。《医师法》大家比较熟悉，根据第 19 条规定，从事医疗卫生工作的医师，在遇到患者需要诊断、治疗的情况时，若无正当理由，不得拒诊。这规定了医师具有应召的义务，然而却没有详细说明什么叫"正当理由"，在实践中，常常会出现各种解释。拿现在的情况来举例，收治 COVID-19 患者住院治疗需要各种医疗设备、物资和医护人员，这些资源不足完全可以被视为正当理由。因此，想用《医师法》来强令医院收治 COVID-19 患者，实际上是做不到的。

与此同时，《医疗法》规定了整个国家的医疗服务提供体制。《医疗法》将各科室能收治什么患者交由各医疗机构自行判断，而对医疗机构具有监督权的各地地方政府，却无权指挥、命令医疗机构如何分配、准备床位。是否收治 COVID-19 患者入院治疗的最终决定权握在各医疗机构的院长手里，行政机关只能"请求"各医疗机构合作。在这一点上，制定传染病应对策略的《传染病法》(第 16.2 条) 和制定针对新型流感等传染病 (包括 COVID-19) 的特殊对策的《新型流感等对策特别措施法》(第 31 条) 也都一样，根据法条，行政机关能做的只有"请求合作"。

有名无实的《传染病法》修订

不过，借着这次 COVID-19 大流行的"东风"，日本国会也讨论起仅仅"请求合作"是否力度过低的问题了，并最终于 2021 年 2 月决定对《传染病法》进行修订。然而，修订《传染病法》一事受到了日本医疗界的强烈反对，最终，法律依然没有赋予政府颁布行政命令的权力。政治力量博弈的结果是，行政机关除了可以"请求"，还可以"劝告"私立医院预留病床（《传染病法》第 16.2 条第 2 项），如果医疗机构拒不服从，政府可以将不服从的医疗机构名称公布出来（《传染病法》第 16.2 条第 3 项）。容易想见，这种隔靴搔痒的政策，根本不能让私立医院认真地开始预留病床。

况且，《传染病法》修订后，奈良县、大阪府、札幌市等地的政府虽然都发出过"请求"，但却一次都没用过"劝告"和惩罚手段"公布医院名"。在 2021 年 8 月第五波 COVID-19 大流行时，厚生劳动大臣和东京都知事两大政府高官"联名"，请求东京都内的所有医疗机构为 COVID-19 患者预留病床，似乎要认真利用起《传染病法》修正案，在当时还引起了公众的关注。如果除了"请求"，东京都政府还能给各医疗机构多施加一些压力，让他们仔细调查床位的使用情况的话，或许那次行动的结果还能更好一些，结果搞这么大动作，床位只增加了 150 张。那么大一个东京都，只能抠出 150 张病床，简直是"雷声大雨点小"，东京都政府也是颜面扫地。

问题还是出在这个"正当理由"上。《传染病法》修正案虽然写明"若无正当理由，不得拒不服从'劝告'"，但根据厚生劳动省的规定，这其中的"正当理由"包括医疗设备、物资、医务人员不足；无法保证已收治的住院患者转院；医疗机构所在地出现事故，无法维持急诊和门诊工作等。面对如此宽泛的解释，所有医院都能找出 1～2 条"正当理由"来拒绝配合。如此修法，有名无实，修订《传染病法》的意义全无。

金钱诱惑亦无作用

如果利用行政命令这种法律手段行不通的话，

日本还常常利用利益诱惑的经济手段，也就是说，政府可以通过提高接诊 COVID-19 患者医疗机构的医疗费（诊疗报酬）、为预留的 COVID-19 患者专用病床提供各种补助，来吸引私立医院接收 COVID-19 患者。

举例来说，2020 年 4 月，日本政府将重症患者和中症患者的诊疗报酬翻倍，然而医学界对此并不买单，称提高 1 倍在成本上依然不合算，因此政府 5 月宣布将中等症状以上患者的诊疗报酬提高到 3 倍，9 月又改为 5 倍。2021 年 8 月，厚生劳动省再次"朝令夕改"，将中等症状中较为严重的患者（中症 II 型）的诊疗报酬提高到原来的 6 倍，简直像小商贩讨价还价一般随便。

如此这般的金钱诱惑，足见日本政府的绝望程度。从 2021 年 4 月开始，日本政府为所有医疗机构特批了一次诊疗报酬涨价，条件是他们必须响应政府关于 COVID-19 的防治策略。这次涨价包括首诊、复诊挂号费涨 50 日元、住院费每日涨 100 日元、配药费每次涨 40 日元、入户照护每次涨 50 日

元（儿科较为特殊，医疗服务费涨 1000 日元、牙科
服务费涨 550 日元、配药费涨 120 日元）。不接收
COVID-19 患者的医院、个体开业医师、牙科医师等
与 COVID-19 治疗关联不大的医师和医疗机构也涵
盖在此次涨价的范围内。在"乱世"之下如此折腾，
对 COVID-19 治疗真正能起到多少作用呢？我对此
非常怀疑。同年 9 月末，诊疗报酬中首诊、复诊挂
号费恢复原价，儿科挂号费减半。

援助给付金未能完全投入使用

　　除此以外，为了确保病床和医护人员充足、改
善医护人员的工作条件，日本政府还准备了 4.6 万亿
日元的财政预算，作为"紧急一揽子援助给付金"发
放。"紧急一揽子援助给付金"包括病床预留费，这
笔钱支付给具备 COVID-19 感染者专用的病区、病
床的医疗机构（重点医疗机构），为的是平时就让他
们把 COVID-19 患者专用病床给预留出来（准备空

床），每张床位每天最多支付 43.6 万日元。同时，为了进一步确保"有床可用"，日本政府还向医疗机构提供重症患者专用病床每床每天最多 1950 万日元、非重症专用病床每床每天最多 900 万日元的紧急援助补助金。

然而，病床预留费的财政拨款是 12 935 亿日元，可实际的执行额只有 8095 亿日元（截至 2021 年 3 月底），紧急援助补助金的财政拨款是 2693 亿日元，可实际的执行额只有 1588 亿日元（截至同年 3 月 21 日），根本未能完全投入使用。

除了预留病床，"紧急一揽子援助给付金"的设置还有一个初衷，就是为建设 COVID-19 患者专用的临时医院（方舱医院）随时提供预算。中国的武汉市仅用约 10 天就建起了有上千张床位的方舱医院，为 COVID-19 患者的治疗提供了巨大帮助，这一幕至今让人仍记忆犹新。除了中国，英国建设了 7 所方舱医院（名为南丁格尔医院），美国也在纽约州内建设了 6 所方舱医院和野战医院。方舱医院在许多国家都有活用的实例，但日本却花了大量的时间论证其必要性，

直到原著出版都没开始动工建设。第五波 COVID-19
大流行时，大阪府终于把建设拥有 1000 张床位的方
舱医院的计划提上了日程。如果今后预算充足，我倒
希望日本政府多多考虑该如何把钱花在这种实际的
地方。

幽灵病床

更甚的是，很多社会事件表明，即便是已经发
放出去的补助金，是否真正发挥了作用也有待考证。
这就是我接下来要分析的话题——幽灵病床。2021
年 9 月，在第五波 COVID-19 大流行最严重时，日本
电视台独家报道了一则新闻，内容令人震惊。该报
道披露，东京都内 172 家医院申报了"紧急响应病
床"，理应可以随时收治 COVID-19 患者，但在这些
医院中，病床使用率不到 40% 的有 27 家，其中 7 家
甚至连一个患者都没收。上文已经说过，日本政府
为这些医院的每一张专用病床都支付了援助补助金

和病床预留费，但在第五波 COVID-19 大流行高峰的时候，这些医院竟然还拒绝收治 COVID-19 患者，简直就是吃空饷。

在这个问题上，医院的做法固然不道德，但厚生劳动省设计的补助金给付制度也同样过于天真。根据补助政策规定，接受补助的医疗机构，在收到地方政府发来的收治请求时，若无正当理由，不得拒绝收治 COVID-19 患者。但政策对"正当理由"的界定含混不清，也没有规定地方政府去确认医疗机构的专用病床使用情况，给医疗机构吃空饷留下了"操作空间"。事件曝光后，厚生劳动省急忙发文表示，医疗机构若没有收治患者则不能获得补助。时任厚生劳动大臣的田村宪久①也在媒体发布会上责令违反规定的医疗机构退还补助金。

厚生劳动省和日本地方政府可能觉得"拿了钱就得干活，这种事情还用说吗？"但如果你想用金钱诱惑来提高私立医院的积极性，就不能天真

---

① 已于 2022 年 8 月 10 日卸任，由加藤胜信（现任厚生劳动大臣）接替。

地把所有人都想得那么善良。私立医院是一门生意，那么补助金给付制度也必须用经商的思维来制订。

截至著者编写本书时，厚生劳动省依然没有下达命令，让地方政府对补助金的使用情况进行调查，但调查事不宜迟，同时，也应立刻勒令违规医院返还补助金。如果此时政府态度不够强硬，民众的血汗钱就有可能继续被人蚕食。

私立医院数量多并不是真正的"犯人"

综上所述，私立医院数量多本身并不是造成医疗系统崩溃危机的原因，也就是说，不是本案的"真凶"，只要我们能像其他国家一样，在非常时期立法确保预留专用病床，问题就解决了。虽然我们也可以把公立医院、公共医院的数量提高到其他许多发达国家的水平，但公立医院、公共医院效率较低，容易出现浪费医疗费的问题。这样看来，最现实的办法就是将日本目前已有的私立医院给活用起来。日本医疗系统崩溃危机的本质是，我们虽然修订了法律，但法律并没有化为可执行的行政命令，以及金钱诱惑制度设计得太过粗糙。不过幸运的是，这些问题都是可以改善的。

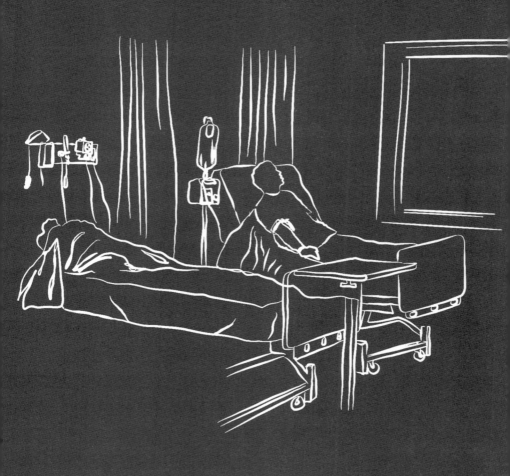

第 4 章

嫌疑人 3 号: 小规模医院过多

本案的第三位"嫌疑人"，是日本的小规模医院数量过多，出于实际条件的限制，它们无法收治COVID-19患者。在第3章，我们提到日本的医院有70%～80%都是私立医院，政府无法颁布行政命令要求私立医院预留专用病床。在这个问题上，私立医院也有自己的苦衷。许多私立医院规模太小，在实际上难以接收COVID-19患者住院治疗，或者说和大型医院相比，中小型医院收治COVID-19患者的成本太高，入不敷出。本章会对此问题进行详细的分析。

收治 COVID-19 患者难度大

一般来说，让医院使用普通病床接诊COVID-19患者，不管是从条件上还是从收益上都是很难的。我们在第2章讨论过，收治COVID-19患者需要感染科或呼吸内科的专科医生，以及训练有素的专业护士。尤其是护士，人手至少是平时的2～3倍。为了预防院内感染，接诊 COVID-19 患者的医护人员也不能同时兼顾其他患者。同时，这些医护人员也不能回家，医院还得为他们安排住宿。

除了人员要求，医院需要准备的还有大量的防护服、医用口罩、吸氧机、呼吸机、ECMO 等医疗器械。为了给 COVID-19 患者预留专用病区，医院有时还需要进行改建、装修，设置隔离墙和负压病房（通过让病房内外形成气压差，防止病房内的空气外泄）等，而且这些工程的时间还非常紧迫。

与此同时，就算医院只收治 1 例 COVID-19 患者，那和该患者同一病房的其他住院患者发生院内感染的风险就很高。为此，这间病房就不能再给罹患其他疾病的患者使用，只能设置成 "COVID-19 患者专用病房"。而和这间病房处于同一层的其他病房，由于空调系统一般是连通的，通过空调扩大传染的风险就增加了，而且人员和物资也免不了在病房之间流动，所以至少 COVID-19 患者专用病房左右两边的两间病房也得空出来。这么一来，为了确保安全，最好再搞一个 "COVID-19 患者专用楼层"。

如果再想确保万全，准备一栋"COVID-19患者专用楼"才是最理想的。

然而，医护人员和医疗器械充裕到能够准备"COVID-19患者专用楼层""COVID-19患者专用楼"的，只有规模巨大的大型医院。许多中小型医院只有一栋楼，甚至只有几个楼层，以他们的条件来说，收治COVID-19患者是很难的。

收治 COVID-19 患者不划算

除了硬性条件以外，各医院在收治COVID-19患者时，也会面临入不敷出的局面。日本的医院有一个很明显的特征，那就是床位数虽多，但平时各大型医院的病床基本上不会空置。在日本现行的诊疗报酬体制下，症状较轻、没有必要进行集中治疗的恢复期、慢性期患者，为了占用病床，医院也会让他们住院，赚取可观的收入。日本人常说的"医院经营靠的是占病床"就是这个道理。尤其是许多中小型医院，会让患者在手术后住院的时间比其他发达国家都长，或者接收处于恢复期、慢性期的患者长期住院，让病床没有时间空隙地全部被占满，以提高经营收益，这就是他们的经营之道。

因此，如果这些医院想要接收 COVID-19 患者，首先就得让已经入院的患者转院，或者回家休养，让病床空出来，这样就会失去这部分患者的诊疗报酬。如果 COVID-19 患者能把这部分诊疗报酬补回来当然好，但如第 3 章所述，其他患者不能和 COVID-19 患者同处一室，这就让医院不管怎么安排都难以让病床"无缝衔接"，高效周转。而且 COVID-19 的扩散既有波峰也有波谷，波谷期患者数量大减，病床大量闲置。此时，大型医院可以赶紧利用急诊患者"补位"，继续占用病床，但中小型医院若想把病床重新利用起来，将要花费不少时间。

除此以外，如果医院附近的民众知道某家医院收治过 COVID-19 患者的话，很可能会由于害怕被传染而不再去这家医院就诊，导致医院的非 COVID-19

住院患者减少。不只是住院患者，门诊的患者肯定也不愿意再来了。这样的名誉损失，对中小型医院来说是致命的，因为来这些医院的大都是病症较轻的住院患者或门诊患者，他们一般都拥有自行选择医院的自由。

诚然，如同第3章所述，政府在提高COVID-19患者的诊疗报酬，同时支付病床预留费等补助之后，医院的收益大幅提高了。不过即便如此，从成本上考虑，依然有不少中小型医院感到艰难，所以这些医院拒绝收治COVID-19患者。

日本的中小型医院众多

问题在于日本中小型医院占压倒性的多数。通过表4–1可以看出，日本的医院有近70%都是不足200张床位的中小型医院（截至2019年，69.6%）。一般来说，拥有超过400张床位的医院为大型医院，其占比只有9.4%。

表 4-1　不同床位数的医院总数

	医院数	占　比
20～49 张床位	887	10.7%
50～99 张床位	2058	24.8%
100～149 张床位	1442	17.4%
150～199 张床位	1382	16.7%
200～299 张床位	1068	12.9%
300～399 张床位	684	8.2%
400～499 张床位	378	4.6%
500～599 张床位	165	2.0%
600～699 张床位	110	1.3%
700～799 张床位	47	0.6%
800～899 张床位	27	0.3%
900 张床位以上	52	0.6%
合计	8300	100%

数据来源于厚生劳动省《医疗设施调查（2019 年）》

　　和其他国家相比，日本医院规模小的特点非常鲜明。这一点，虽然我们没有将日本与其他国家做比较的数据，但我们可以观察一下图 4-1。图 4-1 是

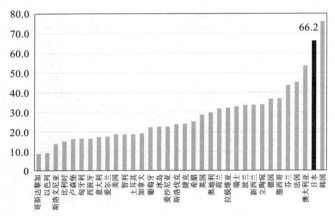

图 4-1　OECD 成员国每 100 万人口医院数（2019 年）

数据来源于 OECD（*Health Statistics 2019*），截至 2018 年。其中，缺少瑞典的数据，未收录哥伦比亚的数据

OECD 成员国每 100 万人口拥有的医院数的总览。由图可见，虽然日本的数据不及韩国，但医院的总数也是非常多的。反过来讲，和其他国家对比，日本医院的规模平均下来都很小。

将日本拥有 400 张床位以上大型医院的病床数加起来，一共有超过 40 万张床位。第五波 COVID-19 大流行的高峰期，政府为 COVID-19 患者住院预留了大约 4 万张床位，如果这么多 COVID-19 患者专用病床全都让大型医院来提供，就相当于让每家大型医院拿出 10% 的床位，拥有 400 张床位的大型医院就需要拿出 40 张床位。在东京都内，目前收治 COVID-19 患者最多的医院是东京医科齿科大学医学部附属医院（753 张床位），他们拥有专用病床 83 张，其中重症病床 12 张，中症病床 49 张，阳性待检病床 22 张（截至 2021 年 9 月 5 日）。连他们都只能拿出这么多，让每一家大型医院都拿出 10% 的床位供 COVID-19 患者专用是相当难的。因此，如果大多数中小型医院都拒绝收治 COVID-19 患者，那一定很快就会出现"一床难求"的局面。

医院的"中小企业问题"

话说回来，为什么日本会出现"到处都是中小型医院"的局面呢？其实，中小型医院数量多和第 3 章提到的私立医院数量多，这两个问题是互为表里的，私立医院的数量多导致了中小型医院的数量多。

回顾一下日本医疗体系的发展史就会发现，开办诊所的个体开业医师逐渐发展成拥有床位的个人医院，通过成为医疗法人等手段增加床位，形成现在的私立医院集团。因为大多数医院最初都是个体开业医师创立的，因此到今天许多医院都是小型、私立的。

从明治时代中期开始，日本的医疗服务提供体系就已经是私立医院比公立医院和公共医院多的局面了。不过使私立医院迅速增多，占比升高至80%还是在第二次世界大战后。日本的医疗机构和其他产业一样，在第二次世界大战中受到了重创，医院总数从4625家（1935年）、4732家（1940年），直接减少到了645家（1945年）。在战后复兴的过程中，由于财政困难，公立医院和公共医院难以建立，政府为了增加日本全国的医院总数，开始借助民间的力量，结果到了1955年，医院的总数就已经恢复到了5119家，数量甚至超越战前。翌年，日本政府就发表了经济白皮书，称国家已经"不像战争之后的样子了"。1961年，政府颁布《国民皆保险制度》，要求所有国民必须加入医疗保险，为私立医院保障了稳定的收益，进一步刺激了金钱嗅觉敏感的私立医院，其数量继续增长。1970 年，日本经济高速成长的阶段结束，私立医院总数达到 7974 家，基本不逊于今天的 8300 家。

在这种背景下，私立医院的创始人，或者创始人的儿子、孙子，这些院长们就像诸侯王一般。他们身为自家产业的主人，可以接受一步步地做大做强，但并不打算和其他医院兼并，一口气扩大规模。究其原因，是因为在企业兼并过程中，自己的经营权可能易手，导致子孙失去继承家业的机会。因此，成长到大型医院标准的私立医院非常鲜见，日本也就逐渐形成了今天这种中小型医院遍地的医疗服务提供体系。

难成规模、业务细碎、效率低下这些问题，在日本是社会福利（介护、保育）、教育（私立学校、幼儿园）、农业、渔业、中小企业等体系共通的问题。但在日本政治体系中，数量众多也意味着投票权，即影响政治的力量。由这些利益集团推送的政治家去改变现状也很难。

受"规模利益"影响的 COVID-19 患者

既然如此，不同规模的医院在实际上到底收治了多少 COVID-19 患者呢？很遗憾，政府目前并未公开这方面的信息，我们无法准确把握实际情况。不过，通过有些自治体和民间咨询公司自己的数据库，我们可以粗略地看出一些趋势。例如，日本环球健康咨询公司（GHC）为了分析医院的好坏搜集了各医院的诊疗数据，并在 COVID-19 大流行后，将利用这些数据进行分析的结果及时地发表了出来[①]。图 4–2 就来自该公司调查报告中的数据，可以看出，规模越大的医院，真正收治 COVID-19 患者的占比就越高。尤其值得注意的是床位不足 100 张的医院，接收 COVID-19 患者的医院占比只有 20%，也就是有约 80% 的医院没有接收 COVID-19 患者。

---

① 日本环球健康咨询公司（GHC）调查报告《COVID-19 大流行，规模足够与之对抗的私立医院不足一成（在医疗资源不足时面对 COVID-19 十分危险，应加强分工与协作）》（新型コロナ、対応すべき規模の民間病院 1 割未満『医療資源不足で対応は危険、役割分担と連携を』），https：//prtimes.jp/main/html/rd/p/000000021.000046782.html

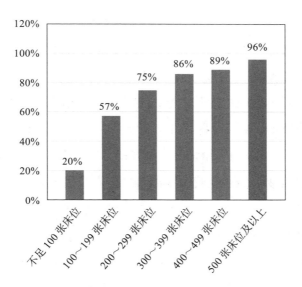

图 4-2　不同规模的医院中收治 COVID-19 患者的医院数占比
根据实施 DPC（疾病诊断分组）制度的 334 家医院 2020 年 2 月至 11 月的数据统计。根据日本环球健康咨询公司（GHC）的调查报告制图

床位在 100～199 张的医院，接收 COVID-19 患者的医院占比为 57%，也就是约有 40% 的医院没有接收 COVID-19 患者。看来，不论是从实际条件还是收益上，中小型医院都是难以收治 COVID-19 患者的。

　　一桥大学研究生院经济学研究专业，以及国际政策、公共政策专业的副教授高久玲音搜集了东京都内的医院数据并进行分析，指出住院治疗的 COVID-19 患者人数与医院利益之间存在圆锥曲线的关系[1]（图 4–3）。也就是说，在医院收治的 COVID-19 患者增加时，一开始，每例患者带来的收益是减少的，经营会变困难，但在患者数增加到一定程度后，收益反而会提高，给经营带来好处。这表明收治患者的人数受"规模利益"影响。大型医院在接收一定数量的 COVID-19 患者之后，其收益其实会随着继续收治患者的增多而提高。

将患者集中向大型医院便可立竿见影

　　上文所述的规模利益是今后制定政策时政府考

---

[1] 高久玲音，"对医疗提供体制的影响"（医療提供体制への影響），经济研讨会增刊《用经济学挑战 COVID-19 危机》（新型コロナ危機に経済学で挑む），日本评论社，2021。

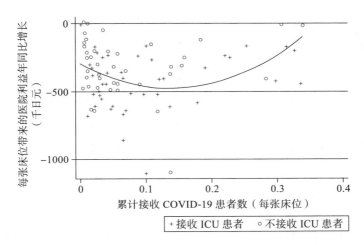

图 4-3　接收患者数与医院利益的关系图
数据来源于高久玲音论文图 2

虑的重要因素。规模利益影响患者收治情况的原因，其实用之前讲过的理论就可以说清楚。医院为了接收 COVID-19 患者，必须提前准备必要的设备，支出大额的固定成本，还要准备病床、病房，甚至楼层、病房楼，这些又是一笔固定成本。这些成本费用都是固定的，不会因为接收患者的人数而改变。换句话说，收治的患者越多，那这些固定成本平摊到每个人的头上，每人花去的固定成本就变少了，固定成本降低，每例患者花去的总成本自然也就降低了。

与此同时，医院不管接收的患者是多是少，能从他们身上获得的收益，也就是诊疗报酬，是一定的，不会改变。也就是说，只要患者数能增加到收益大于成本的程度，那么在那之后，医院接收的患者越多，赚取的利益就也会越多。

综上所述，在全日本范围内增加 COVID-19 患者专用病床的基础上，最高效的患者处理方式，就是将 COVID-19 患者都集中向大型医院（患者集中化），将大型医院中罹患其他疾病的住院患者转院到中小型医院。实际上，英国的 NHS 医院（国家医疗服务体系）① 就在施行患者集中化，其病床的 50% 以上都被 COVID-19 患者占用。除此以外，在欧洲患者人数众多的瑞典，其首都斯德哥尔摩的大学医院也在第一波 COVID-19 大流行时将 1600 张床位中的 500 张变成了 COVID-19 患者专用病床。德国的多家

---

① 即由英国国民医疗服务体系（National Health Service，NHS）领导的一大批医院，相当于日本的公立医院和公共医院，承担着保障英国纳税人公费医疗的责任。

具有几百张床位的大型医院，也都将 10% 的病床作为 COVID-19 患者专用病床。

反过来看日本，地方政府为预留专用病床施行的基本方针，可以说是恰恰相反。日本对尽量多的医院都发出了"请求"，想让他们都多少空出一些病床来，看起来图的就是一个"院院平等"。但这样做，不仅没有发挥出规模利益的优势，还导致行政效率低下，使最终预留出的病床数少得可怜。如果发挥规模利益的优势，日本的大型医院还可以接收更多 COVID-19 患者，现在他们的潜能完全没被利用起来。

诚然，在 COVID-19 大流行期间，就算施行患者集中化政策，光靠大型医院的力量也很难让所有患者都住院得到治疗。对于轻症或中等症状的患者，中小型医院也必须努一把力，争取接收。当然，我们也不能忽视中小型医院在条件上、收益上的困难，这一点是法律修订和政府命令所不能改变的。因此光靠行政命令能增加的病床数也有限度。

相比强迫中小型医院腾出病床，让大型医院集中地接收 COVID-19 患者，将非 COVID-19 的其他住院患者转院到中小型医院，以此来增加 COVID-19 患者的专用病床，效率是很高的。上文我们也分析过，患者集中化对大型医院的收益也有好处。而且，日本的大型医院基本上都是公立医院、公共医院和大学附属医院，中央和地方政府便于鼓励，下达指示和命令也更加容易。由此可见，将患者集中向大型医院的效果是立竿见影的，应当优先探索。

总结来看，日本的中小型医院数量众多，是引起医疗系统崩溃危机的"犯人"吗？从上文的分析可以看出，日本大型医院少，中小型医院过多，确实引发了医疗挤兑。因此，我们可以将这一点认为是主犯级别的"犯人"。

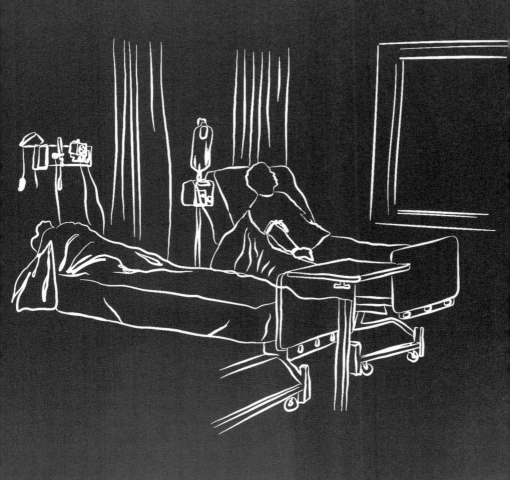

第 5 章

嫌疑人 4 号：大型医院无法满负荷工作

第 4 章讲到大型医院收治 COVID-19 患者的人数受"规模利益"影响，如果大量接收诊疗报酬高的 COVID-19 患者，尤其是重症患者，医院的收益是增加的。这样看来，日本社会应该能够自发地形成患者集中化的趋势。

然而现实是，有些大型医院并没有接收 COVID-19 患者，即使是那些接收 COVID-19 患者的医院，收治的患者人数也很少。看到这种状况，大家可能会觉得意外，而这其实是因为大型医院无法发挥出全部的产能——这就是 4 号"嫌疑人"。

接收重症患者的大型医院约占 23%

下面来详细地分析一下这个问题。根据 400 张床位以上的大型医院向厚生劳动省的医院数据库（集中医疗信息系统 G-MIS）提交的报告，表 5–1 总结了各医院收治 COVID-19 患者的情况。在 2021 年 7 月 28 日，第五波 COVID-19 大流行已经非常严重的时候，400 张以上床位收治 COVID-19 住院患者的大型医院共有 492 家，占比为 72.6%，换句话说，就是还有近 30% 的 400 张以上床位的大型医院并未收治 COVID-19 患者，而 400 张以上床位收治 COVID-19 重症患者（使用 ECMO 或呼吸机的患者，或者占用重症专用病床住院治疗的患者）的大型医院只有 154 家，占比仅有 22.7%。

　　同时，下面的图 5-1 根据接收患者的人数对这些大型医院进行了分类（参见黑色长条柱）。只接收 1～4 例患者的大型医院有 172 家（35.0%），接收 5～9 例患者的大型医院有 141 家（28.7%），加起来，接收不超过 10 例患者的大型医院就已经约占到总数的 64%。这种趋势，在拥有 200～400 张床位医院（灰色长条柱）和拥有 100～200 张床位医院（白色长条柱）的图像上也有所体现，大同小异。接收了 20 例患者以上的大型医院不超过总数的 10%，患者集中化远未实现。

　　图 5-2 统计了不同规模的医院收治 COVID-19 重症患者的人数情况。令人瞠目的是，在接收重症

表 5-1　各类医院的 COVID-19 患者收治情况（截至 2021 年 7 月 28 日）

分类（向 G-MIS 汇报的医院总数）	接收 COVID-19 住院患者的医院	接收 COVID-19 重症患者的医院
所有医院（5807）	1441（24.8%）	210（3.6%）
400 张床位以上的大型医院（678）	492（72.6%）	154（22.7%）
公立医院和公共医院（1373）	778（56.7%）	124（9.0%）
私立医院（4426）	660（14.9%）	88（2.0%）
大学附属医院（81）	65（80.2%）	45（55.6%）
传染病定点救治机构（511）	408（79.8%）	83（16.2%）

数据来源于厚生劳动省《新型冠状病毒感染者的收治情况（月报）》

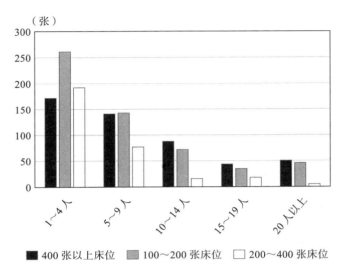

（张）

■ 400 张以上床位　■ 100～200 张床位　□ 200～400 张床位

图 5-1　不同规模的医院收治 COVID-19 住院患者的人数统计图
数据来源于厚生劳动省《新型冠状病毒感染者的收治情况（月报）》

患者的大型医院中，竟然有超过 80% 都只接收了
1～4 例患者。

　　图 5-2 统计了不同规模的医院收治 COVID-19
重症患者的人数情况。令人瞠目的是，在接收重症
患者的大型医院当中，竟然有超过 80% 都只接收了
1～4 例患者。

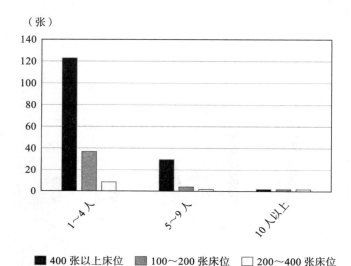

（张）

图 5-2　不同规模的医院收治 COVID-19 重症患者的人数统计图
数据来源于厚生劳动省《新型冠状病毒感染者的收治情况（月报）》

公立医院和公共医院接收的患者也很少

接下来，让我们看看公立医院和公共医院的情况。在我们的印象中，与私立医院相比，公立医院和公共医院应当收治了大量 COVID-19 患者，那么实际情况是不是这样呢？从之前的表 5-1 可以看出，接收 COVID-19 患者的公立医院和公共医院占比为 56.7%，确实比私立医院的 14.9% 要高多了，但依然有约 40% 的公立医院和公共医院拒不接收 COVID-19 患者。同时，收治重症患者的公立医院和公共医院占比为 9.0%，比私立医院的 2.0% 要高，但 9.0% 这个数字本身就是拿不出手的。

我们再来看看接收 COVID-19 患者的公立医院和公共医院，均接收了几例患者。接收 1～4 例患者的医院有 350 家（45.0%），5～9 例患者的有 210 家（27.0%），也就是接收不到 10 例患者的医院就有总数的 72.0%（图 5-3）。和私立医院相比，公立医院和公共医院收治的患者总数和重症患者数确实都略多，但两者的差异也没有太大（图 5-4）。由此可见，日本目前的情况是，虽然拒绝收治 COVID-19 患者的公立医院和公共医院的确相对较少，但他们收治患者的总数也不尽人意。

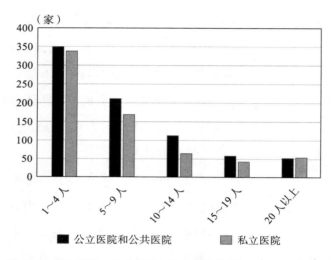

图 5-3　公立医院、公共医院和私立医院收治 COVID-19 住院患者的人数统计图
数据来源于厚生劳动省《新型冠状病毒感染者的收治情况（月报）》

大型医院的资源捉襟见肘，变为"纸老虎"

为什么会出现这种情况呢？原因之一就是大型医院规模虽大，但医护人员、医疗设备这些资源，却没有向它们集中。

举例来说，环球健康咨询公司（GHC）的董事长

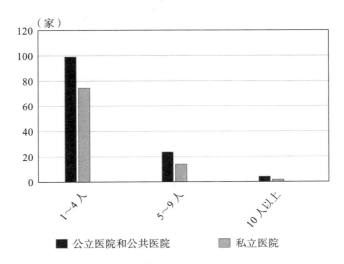

图5-4　公立医院、公共医院和私立医院收治COVID-19重症患者的人数统计图
数据来源于厚生劳动省《COVID-19患者的收治情况（月报）》

渡边幸子和医疗经济学家吉川明在第一波COVID-19大流行最严重的时期，分析了东京都内44家收治COVID-19患者的医院的医疗数据，发现：①专科医生（重症医学科、急诊科和呼吸内科）和重症病房（ICU、HDU和ER）都有的医院只有21家，不超过50%；②拥有重症病房，但没有专科医生的医院有19家（其中有7家在没有专科医生的情况下依然

收治了 COVID-19 重症患者)[1]；③东京都内专科医生和重症病房都齐备的 21 家医院中，还有 15 家只有 1 名专科医生（通过其他调查发现）。由此可见，虽说从规模上讲它们都是大型医院，但医疗资源都不富裕，不少大型医院到了捉襟见肘的程度，可以说就是"纸老虎"。

原本，大型医院专科医生人手不足的问题并不致命，解决起来很简单，如德国就有医院之间通融重症病床和医护人员的对策。德国各州的地方政府也向大型医院下达了为 COVID-19 患者预留病床的命令，但和日本一样，各大型医院也有专科医生配备不齐的问题，于是，地方政府就主动地将具备治疗 COVID-19 重症患者的能力的人才从中小型医院调出，集中借调到大型医院，同时把大型医院中罹患其他疾病的住院患者转移到中小型医院。日本也完全可以借鉴德国的这种办法。

2017 年，日本为了推动医院的灵活运营，颁布

---

[1]　渡边幸子、吉川明，《医疗体系崩溃的真相》（医療崩壊の真実），MdN 出版社出版。

了"地域医疗合作推进法人"制度，不管是公立还是私立，所有性质的医院都可以互相通融病床和医护人员。如果各医院活用这项制度，至少在非常时期，就可以预防变为"纸老虎"的结果。如今，千叶县的安房地区把这项制度真正活用了起来，对当地医院收治 COVID-19 患者起到了巨大作用。

东京大学的 COVID-19 重症病床仅有 8 张

公立大学的附属医院，以及平时就收治传染病患者的传染病定点救治机构是不应该沦为"纸老虎"的。然而，前面的表 5–1 显示，即便是大学医院和传染病定点救治机构（也含有部分大学医院），也不能做到全部收治 COVID-19 患者，各自也还有约 20% 没有参与到 COVID-19 患者的救治当中。就算是在收治 COVID-19 患者的医院中，收治的住院患者人数不到 10 人的，大学医院占有 69.2%，传染病定点救治机构占有 65.0%。综上所述，COVID-19 患者的收治远远没到集中化的程度。

尤其是大学医院。一般来说，大学医院的医护人员、医疗设施、病床都很充裕，常被政府选为特定功能医院①，在诊疗报酬的收益上也能拿到丰厚的优待。然而直到2021年7月28日，向政府提交报告的81家大学医院中，还有16家没有收治过COVID-19住院患者，27家只收治过1～4例患者。在重症患者的收治方面，有36家没有收治过重症患者，36家只收治过1～4例患者。我们不禁要问，这些大学医院就是这么践行其社会使命的吗？

我们再来更加深入地探讨一下这个问题。《日本经济新闻》报社在第三波COVID-19大流行期间调查了各家公立大学附属医院，公布了他们为COVID-19重症患者预留的病床数②。表5–2就是各大学医院的

---

① 特定功能医院（特定機能病院），指有能力提供高级的医疗服务、开发尖端的医疗技术、提供前沿的医学教育并具有完善的安全管理体制的医院，相当于中国的"三级甲等医院"，由厚生劳动省选出，入选条件苛刻，目前共88家，其中79家为大学医院。
② "公立大学的重症病床未能活用应对COVID-19：预留率为17%，低于日本全国水平，必须与私立医院分担"（国立大の重症病床、コロナ活用半ば：確保率17%、全国水準下回る、民間との分担不可欠），《日本经济新闻》（日本経済新聞），2021年2月9日。

数据，可以看出，各大学医院预留的病床数都寥寥无几。

表 5–2　公立大学附属医院拥有的 COVID-19 重症患者专用病床数

东京大学	8	旭川医科大学	2
东京医科齿科大学	16	岛根大学	2
千叶大学	8	秋田大学	2
筑波大学	3	信州大学	10
大阪大学	10	岐阜大学	6
京都大学	3	弘前大学	8
神户大学	4	富山大学	6
冈山大学	10	福井大学	3
三重大学	6	鸟取大学	12
山口大学	2	金泽大学	10

数据来源于《日本经济新闻》的调查。未在表格中列出的公立大学附属医院均未提供数据

尤其是拥有 1226 张病床的东京大学医学部附属医院，地处 COVID-19 扩散的中心，却仅为重症患者预留了区区 8 张床位，简直令人瞠目结舌。在调

查当时，东京大学医学部附属医院为轻症、中症患者预留的病床也仅有 30 张而已。

公立大学附属医院院长们的反击

在《日本经济新闻》的报道发表后，公立大学附属医院组成的团体（公立大学医院院长会议）罕见地、指名道姓地进行了反击[①]。公立大学附属医院的院长们对媒体将矛头指向他们颇有微词，但从他们的反击中，我们可以清楚地看出日本医疗服务提供体系存在的问题。院长们的讲话太长，在此节选精华部分引用：

(1) "接收 COVID-19 患者的体制并非国家统一制订，而是各地方政府制订的，以指定重点医疗机构为主，公立大学的附属医院也在努力响应地方政府

[①]《【紧急】公立大学附属医院就 COVID-19 的应对问题发声》（【紧急】国立大学病院の新型コロナウイルス感染症（COVID-19）対応について），2021 年 2 月 12 日，http：//nuhc.jp/news/detail/itemid021-000050.html

的请求，充分利用政府预算，为公众进行核酸检测，并收治确诊患者，尤其是重症患者。有些地区的大学附属医院，还在地方医院因应对 COVID-19 大流行，忙不过来的时候分担了其他疾病患者的手术、治疗等工作。在 COVID-19 大流行时，公立大学附属医院的合作机制都是在政府的指导下实施的，为重症患者预留的病床数也是各地方政府根据医疗服务提供体系的具体情况调整和决定的。"

(2)"公立大学的附属医院，包括在全日本 40 个都、道、府、县设立的 42 家医学院的附属医院、2 家口腔医学院的附属医院和 1 家研究所的附属医院，其使命是诊疗、教育、研究，为当地做出贡献。在厚生劳动省制定的地区医疗服务提供体系中，这 42 家医学院附属医院在功能上并不同于其他普通的医院，它们是《医疗法》指定的'特定功能医院'，担当着'高级别的医疗服务''提供前沿的医学教育'和'开发和评价尖端的医疗技术'的功能。"

(3)"……假如各家公立大学的附属医院都把全部的 ICU 拿来收治 COVID-19 患者，我们就无暇顾及需要严密看护的术后患者，也就无法实施高难度手术了。而且 COVID-19 患者的治疗、护理都需要比其他患者更多的人手，随着各地区确诊患者的增加，大学医院收治的重症患者数势必超过一个限度，使 COVID-19 的治疗和日常工作无法共同进行，其他科室的门诊和住院规模只能缩小甚至停滞。除此以外，重症患者越来越多，院内感染的风险也会增加，进而产生聚集性感染，使公立大学附属医院陷入日常功能无法充分发挥的境地，造成地区医疗体系的崩溃，这绝不是各地方政府想要看到的。"

总结一下：首先，我们不过是根据日本地方政府的指示来准备的 COVID-19 患者专用病床；其次，与接收 COVID-19 患者相比，"特定功能医院" 承担的科研、教育、提供高级医疗服务的职责更加重要；再次，如果接诊数量庞大的 COVID-19 患者，就必须缩小日常门诊的规模，而且会增加聚集性感染的风险，因此不能接收 COVID-19 患者。

中央和地方的职责分工并不明晰

我先分析一下 (1) 的观点，即"公立大学附属医院的病床数如此之少，是遵循了地方政府的指示"。由第 4 章的分析可知，大多数都、道、府、县的地方政府确实对尽量多的医院都发出过"请求"，想让他们每家空出少量病床，搞"院院平等"。

尽管上文表述是事实不假，但日本地方政府毕竟对大学医院的具体运营情况不甚了解，在医疗系统崩溃的危机日益迫近的时候，即便政府不下命令，各家公立大学的附属医院也应该对各自掌握的资源进行"总动员"，尽量多地接收 COVID-19 患者，只有这么做，才算真正践行了"特定功能医院"的社会使命，用"等待指令"的理由来搪塞民众，只能说是推诿、怠工。

另外，院长在反驳时还特意提到"接收 COVID-19 患者的体制政策并非国家统一制定，而是各地方政府制定的……"特地指出"地方政府"，也是很重要

的一点。如果从"特定功能医院"的角度看，管辖
公立大学附属医院的应该是厚生劳动省，从"大学
附属"这个角度看，管辖它们的应该是文部科学省，
但在为 COVID-19 患者预留病床这个问题上，这两
个中央政府的部门却都不是政策制定的主体。就算
公立大学附属医院不能主动担起责任，厚生劳动省
和文部科学省这两个手握大把预算的政府部门却也
不能积极地发出指令、调整政策，让下属医院接收
更多患者，这更是个严重的问题。

　　站在地方政府的立场上看这个问题，如果要强
硬地对这些国家直属的医院下命令，很有些与中央
"角力"的意思，很多时候也就放弃了。这样一来，
公立大学的附属医院就落入了"国家、地方两不管"
的陷阱，本应发挥能力，把患者都集中起来，但由
于没有收到任何一方的指令，最终就不了了之。

公立医院、旧社保厅系医院的
COVID-19 患者专用病床仅有 5%

　　其实，同样的问题，在厚生劳动省直接管辖的公立医院（由公立医院机构管理）和旧社保厅系医院（由地域医疗机能推进机构管理）身上也都有发生。对医疗问题有过深入研究对《朝日新闻》记者松浦新透露，截至 2021 年 7 月底，公立医院机构下属的 140 家公立医院（约 38 000 张床位）总共有 1854 张 COVID-19 患者专用病床，地域医疗机能推进机构下属的 57 家医院（约 14 000 张床位）总共有 816 张 COVID-19 患者专用病床，各自的占比仅为 4.8% 和 5.7%①。地域医疗机能推进机构下设的医院集团，是由政府对策分科会的会长尾身茂担任理事长进行领导的，但依然只拿出了这么几张病床给 COVID-19 患

---

① 松浦新，"'COVID-19 病床 5%'对旧公立、社保厅 197 家医院的提问：即使立法，病床的预留也需要厚劳相的请求"（「コロナ病床 5%」旧国立・社保厅 197 病院への疑问法律あっても病床确保は厚劳相のお愿いベース），《东洋经济在线》（東洋経済オンライン），2021 年 8 月 23 日。

者，着实让人震惊[1]。

在公立医院机构和地域医疗机能推进机构的设立依据（《公立医院机构法》和《地域医疗机能推进机构法》）各自的第 21 条中有这样的规定："厚生劳动大臣在发生灾害、重大公共卫生危机，或者在有上述事件发生的危险时，若认定有必要进行紧急处理，有权要求机构实施必要的工作……机构在收到厚生劳动大臣的上述要求后，若无正当理由，必须进行响应。"

很明显，因为 COVID-19 大流行导致医疗系统几近崩溃，绝对算得上"重大公共卫生危机"，那么厚生劳动大臣至少应该向 COVID-19 扩散地区的各级医疗机构发出命令，让他们根据《紧急事态宣言》，拿出遏制 COVID-19 蔓延的重点措施，增加床位，但至今依然没有动作。针对这个问题，记者松浦新在 2021 年 8 月 20 日的新闻发布会上也提问了厚生劳动

---

[1] 尾身茂（1949—），曾任世卫组织西太平洋区域总监，日本防疫带头人，2020 年 7 月起作为专家开始指导政府的防疫政策制定，因不吝批评政府深得民心。

大臣田村宪久，得到的回答是："与其说是靠法律规定，其实是我们在请求医院预留病床。医院是不断有患者进来的，就算我们可以逼他们不论如何也要空出几百张床位，但患者该怎么转院又是一个问题。嘴上说说容易，实际操作起来很难，我们也没有办法，只能在不制造更大麻烦的情况下尽最大的力量预留病床。"[1] 明明有可用的法条，厚生劳动大臣却拿不出强硬的态度，只能如此卑微地请求，令人感到无比悲哀，根本不能为地方政府预留病床做出示范。直到 2021 年 10 月 18 日，厚生劳动省终于表示要根据法律提出要求了，但也仅仅增加了 600 张床位，简直就是杯水车薪。

欧美国家大学医院的患者集中化

说回公立大学医院院长会议的反击。(2) 的观点

---

[1]　同 101 页[1]。

是"大学医院最重要的功能是科研和教育"，这一点
其实放之四海而皆准。然而在欧美国家，大学医院
身先士卒，加强了重症监护病房（ICU）的利用和医
护人员的周转，集中接收 COVID-19 患者。例如，在
美国以医学院著称的约翰斯·霍普金斯大学，在这
一时期就收治了 80 多例重症患者，哈佛大学也建设
了可供 70 多例患者使用的重症监护病房（ICU）。在
欧洲，瑞典著名的医学院卡罗林斯卡学院的 ICU 床
位增加了 4 倍，将重症病床扩充到了 180 张。这些事
情，日本的大学医院绝不是做不到。作为特定功能
医院，大学医院的医护人员、医疗设备、病床、预
算都非常充裕，它们应该更加做得到才对。

此外，(3) 提到的"如果接诊数量庞大的
COVID-19 患者，就必须缩小日常门诊的规模，而且会
增加聚集性感染的风险，因此不能接收 COVID-19 患
者"其实才是重要的观点。确实，就算是大学医院，
拥有的医疗资源也是有限的，如果不能将其他的住院、
门诊患者转院或介绍到其他医院（当然，接受只有大
学医院才能提供的尖端治疗手段的患者除外），确实无

法接收数量众多的 COVID-19 患者。除了大学医院，公立医院、公共医院和大型私立医院也都有这个问题。

既然如此，为什么我们不能做出变通，将其他患者转移到其他医院呢？是做不到吗？这个问题揭示了医疗系统崩溃危机的"主犯"。诚然，本章分析的"大型医院无法满负荷工作"也是一大"犯人"，接下来要讲到的是另一位重要的"嫌犯"，详见下章。

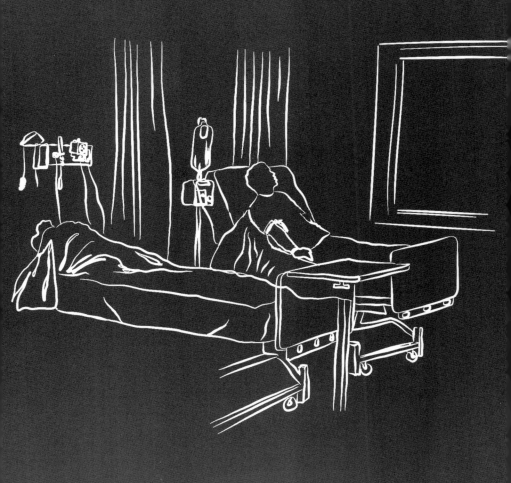

第 6 章

嫌疑人 5 号：医院之间不沟通、不合作

第 5 章分析了大学医院、公立医院、公共医院，以及它们的管辖机构厚生劳动省的主体性缺失，还有大型医院医疗资源不足，沦为"纸老虎"的问题，这些是日本的 COVID-19 患者无法集中向大型医院的原因。

然而仅仅分析原因是不够的。造成这种局面的"主犯"还有一位，那就是日本医院之间的不沟通、不合作。医院之间没能建立起充分沟通、合作的机制，是因为从一开始大型医院和中小型医院，或者说医院和诊所之间的分工不清晰，"医疗机构功能分类"未能推进。这是日本医疗服务提供体系长久以来抱有的结构性的问题，已经根深蒂固了。

医院之间的关系仿佛婚姻

通常来说，大型医院的病床都会被前来就诊的日常住院患者占用，为了收治数量众多的 COVID-19 患者，大型医院就必须把这部分日常患者转移到临

近的中小型医院。同时，等在大型医院接受治疗的
重症患者好转后，大型医院也需要尽快将他们转移
到邻近的中小型医院，保证大型医院重症病床的高
周转率，这是很重要的。

相反，中小型医院收治的 COVID-19 轻症和中
症患者，一旦转为重症，中小型医院也要保证快速
地将他们转移到大型医院，如果患者病情恶化但未
能转移到大型医院，就可能因为中小型医院人员和
设备不足而出现问题。也就是说，为了实现大型医
院的患者集中化，尤其是重症患者的集中化，大型
医院与临近的无数中小型医院的沟通、合作是必不
可少的。

如果要给医院之间的关系打个比方，可能婚姻
是最贴切的。结婚后，伴侣二人联合起来，生活水
平一下子就能比单身时高出不少。同理，大型医院
和中小型医院协同作战，就可以让更多患者得到治
疗，在整体上提高效率。

让我们先来想象一下单身人士的生活吧。单身
人士的生活起居基本上都需要亲力亲为，工作赚钱

要自己干是肯定的，做饭、打扫、浣洗、休闲娱乐，全都是一个人，在这些项目里，一定会有你不擅长的吧！例如，有的人不擅长做家务，但他工作上是一把好手，特别能赚钱，又喜欢开车，平时的爱好就是户外活动；还有的人喜欢做饭，也不讨厌扫地、洗衣，但就是收入微薄，虽然有驾照，平时也不开车。如果这两个人结婚，前者负责赚钱和开车，后者操持家务，彼此就可以形成特定的分工，互相补足对方不擅长的领域，让两人都得到更好的生活。用经济学的话说，这就叫发挥比较优势。

重点医疗机构"保持单身"

大型医院和中小型医院之间也存在比较优势。大型医院和中小型医院通力合作，大型医院负责 COVID-19 患者的治疗（或者 COVID-19 重症患者的治疗），中小型医院负责其他患者的治疗（或者 COVID-19 轻症、中症患者的治疗），按擅长的领域分

工，就能收治数量更多的 COVID-19 患者。现今我们
拥有的医疗资源总量有限，无法简单地增加，为了在
COVID-19 大流行时应对数量众多的患者，大型医院
和中小型医院必须进行分工合作，发挥比较优势。

　　然而，在第一波和第二波 COVID-19 大流行时，
人们无法得知哪里的医院能够接收 COVID-19 患者，
患者急救的现场经常发生混乱，别说发挥比较优势
了，根本就是骚动。现实情况是，急救人员根本考
虑不到哪里的医护人员和医疗设备充足，只想找能
接收的医院赶紧送去，因此常有重症患者被送至中
小型医院，轻症和中症患者被送至大型医院。为此，
厚生劳动省 2020 年 6 月命令各地方政府，将可以收
治 COVID-19 患者的大型医院指定为重点医疗机构
后，最终才解决这一问题。

　　一开始，大部分的重点医疗机构都让住进来的
COVID-19 重症患者在自己的医院里好转、痊愈，搞
一套"独身主义"。大型医院平时就不和周围的中小
型医院、诊所保持交流，长久以来，这已经成了常
态。因此在住院的 COVID-19 患者越来越多的时候，

他们连想都没想过把其他患者转移给其他医院。直到第五波 COVID-19 大流行，情况才略有好转，但多家重点医疗机构依然"保持单身"。这些医疗机构在 COVID-19 扩散开始后很快就忙不过来了，会出现医疗挤兑的情况反而"合情合理"。

医疗挤兑发生的原因

其实，医疗机构之间的沟通、合作缺失，正是医疗挤兑发生的直接原因。可如果说得再具体点儿，是什么机制引发的医疗挤兑呢？一桥大学研究生院经济学研究专业，以及国际政策、公共政策专业的副教授高久玲音就这个问题做了精彩的解说[1]，我就以她的理论为基础，在这里解释一下。根据高久玲音的理论，我们必须把 COVID-19 患者在医院之间的

---

[1] 高久玲音，"COVID-19 大流行的责问：医疗服务提供的课题"（コロナが問う医療提供の課題），《日经新闻·简单经济学》（日経新聞やさしい経済学），2021 年 5 月 7 日—19 日。

周转分成"向上转院"和"向下转院"两个方面进行
考虑。也就是说，中小型医院可以接收的轻症、中
症患者病情恶化时，迅速转入大型医院的过程叫"向
上转院"，大型医院的重症患者好转后，尽快转入中
小型医院的过程叫"向下转院"（图 6-1）。

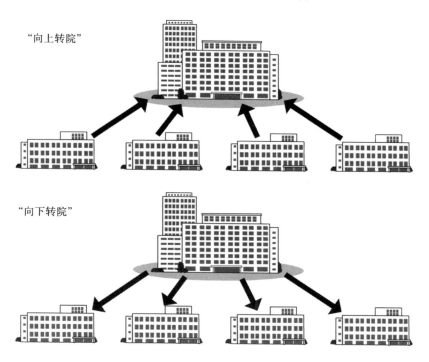

图 6-1　医院之间的转院

"向上转院"是指将患者转入重点医疗机构。中小型医院该把患者送到哪家大型医院，因为它们都处在相同的地区，所以基本都了解；此外，中小型医院也可以直接向重点医疗机构名单中规模较大的医院咨询空床的余量。一般来说，重症患者住院的分配都由各地的保健所负责执行。当然，如果一个地区 COVID-19 扩散严重，该区域内的大型医院全部人满为患，患者也可能转不出去，但对中小型医院来说，"向上转院"的难度并不是很大。

与此相对，"向下转院"却成了大型医院的一块心病。重症患者好转后的转院工作，保健所并不负责。除了很少一部分地区外，"向下转院"都是医院和医院直接联系操作的。中小型医院数量很多，大型医院很难掌握当地中小型医院的空床情况，只能一家接一家地给中小型医院打电话，能不能让对方排除万难给空出病床，全都靠平时的交情。也就是说，从大型医院转院到中小型医院（"向下转院"），要比从中小型医院转院到大型医院（"向上转院"）困难得多。因此，在很多时候，重症患者即使好转，也还是会滞留在大型医院继续接受治疗。好不容易中小型医院空出床位了，也常常会有医院间协调不当，致使病床空置的情况。

在 COVID-19 患者数量不多时，"向上转院"和"向下转院"暂且能够维持，但在 COVID-19 扩散期间，大型医院的病床很快就会被占满，重症患者的医疗挤兑就发生了。随即，中小型医院就会开始担心收治的中症患者万一恶化，则转院转不出去，于是即便自己有空床，也不会再接收新的 COVID-19 患者。这么一来，整个医疗服务提供体系就会"死机"，系统崩溃就近在眼前了。

2021 年夏天第五波 COVID-19 大流行时，在病床使用率还没有那么高的时候开始，急救运送困难，以及患者"无院可住""被迫居家"的事件就已经开始激增。患者在等待住院期间在家死亡的案件频发。这些事件背后的真相，恐怕就是医疗系统已经"死机"了吧。

保健所的机能崩溃

保健所的机能崩溃加速了上述医疗挤兑的发生过程。在 COVID-19 扩散期间，各地保健所挑起了许多工作，业务非常繁忙，最后连"向上转院"的分配也难以顺利进行，导致"向上转院"发生了"误配"甚至停滞。从更宏观的角度上看，其背后的原因也是医疗体系内的沟通、联系不足。

如上文所述，本次的 COVID-19 被政府划定为"相当于二类的指定传染病"，需要极高水准的应对策略。不少具体的防疫工作都压在了各地的保健所身上，尤其是城市地区的保健所，始终处于焦头烂额的状态。具体来说，保健所需要处理的工作包括设立回国人员和密接人员咨询处、核酸检测（判断检测必要性、采样和管理检测数据）、感染者流调、确认密接人员、健康观察、组织居家隔离、掌握住院患者和居家隔离患者的病情、医疗机构之间的联系和安排等，非常繁杂。光是这些工作，就已经能把保健所逼到"过劳死"的境地了，他们还必须遵照《传染病法》，安排住院患者的转院。人手严重不足让转院工作难以维系，这也成了加速医疗挤兑的显著原因。

如今，日本地方政府已颁布责令其他部门为保健所补充职员、利用人才派遣公司、邀请专家（在医疗机构之间起桥梁作用的转院安排医师）等措施，保健所人手不足的情况已经得到改善。同时，2020年 3 月，厚生劳动省为了帮助保健所顺利开展转院安排的工作，也下令让各地方政府设立都、府、道、县调整工作领导小组，其中尤以东京都的调整工作领导小组（名为 COVID-19 住院调整工作领导小组）最为有效。

目前，在东京都，如果保健所在辖区内找不到可以接收患者的医院，东京都政府的住院调整工作领导小组就会负责在更大的区域内寻找合适的医院，除了"向上转院"的安排（2021 年 1 月 1 日起，调整工作领导小组开始设立夜间住院调整窗口，夜间也能处理业务），"向下转院"的安排也会负责一部分。也就是说，利用东京都政府自己开发的信息系统（下文详述），住院调整工作领导小组除了为患者转院提供帮助，对个别转院调整困难的个例，还会直接参与调整。然而，目前日本除了东京都等少数地区外，大多数地区设立调整工作领导小组还只是走个形式，以保健所为核心进行转院调整的局面依然没有改变。

保健所的工作手段原始

更甚的是，保健所进行住院调整工作的信息传递工具也不尽如人意。有一段时间有报道披露，保健所和各医疗机构之间互报新增确诊人数时，用的竟然是传真。令和时代居然还用传真，民众纷纷感到震惊。其实直到今天，还有许多保健所在向医疗机构确认床位、进行住院调整时，用的是电话这种原始手段。

空床状况的确认工作可以使用厚生劳动省开发的医疗信息系统（G-MIS），中央也会对利用该系统的地方政府予以鼓励。然而，明明已有约 8300 家医院在该系统中建档，可平时定期更新数据的却只有 4000 多家，信息滞后严重，许多保健所根本无法获知实时数据，怪不得他们要原始的手段工作了。保健所的工作人员一接到任务，就只能赶紧给医院打电话，这样的话，势必会产生大规模的"误配"，能够高效周转起来的专用病床也寥寥无几。正因为 G-MIS 如此不堪，东京都政府决定放弃使用，转而利用他们自己开发的"多工种合作门户网站"。这一信息系统原为护理工作而建设，在 COVID-19 大流行期间，东京都政府活用了其中的转院支援平台。除了东京都，也有其他部分地区将自己辖区内各医院的数据上传电子表格并共享，实现了空床情况的实时查询。

在保健所陷入住院调整工作停滞时，利用这份"云上"的电子表格，医院之间就可以直接安排患者转院。而且，由于数据实现了透明化，各医院也不会再彼此猜忌，怀疑是不是只有自己被强迫收治了大量 COVID-19 患者。不过还是那句话，能把工作做到这份上的地方政府还是太少了。

厚生劳动省的一系列对策

那么，面对医疗机构之间的沟通、合作不足，以及住院调整、转院调整失误频发的问题，厚生劳动省又考虑并实施了什么样的应对之策呢？

2020 年 12 月末，厚生劳动省向各地方发布了题为《在 COVID-19 扩散、住院患者增加期间保障医疗服务提供体系的对策》（感染拡大に伴う入院患者増加に対応するための医療提供体制確保について）的公文，要求各地方政府明确辖区内医疗机构的分工，深化医疗机构之间的联系和合作。图 6–2 就是厚生劳动省提出的概念图，可以说是非常理想了。

为了实现这张概念图，厚生劳动省提出了几点在 COVID-19 扩散、住院患者增加期间保障医疗服务提供体系的对策：①如第 3 章所述，给每张重症患者专用病床最多 1950 万日元，每张其他专用病床（供好转的患者使用）最多 900 万日元的补助（除此以外，为了预留病床，还会向接收 COVID-19 患者的

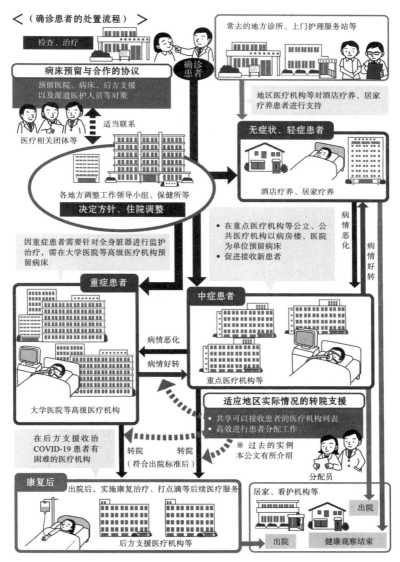

图 6-2　厚生劳动省绘制的地方医疗机构的分工和联系、合作概念图
根据第 24 次新型冠状病毒传染病应对专家委员会资料（2021 年 2 月 18 日）制图

医疗机构提供紧急补助）；②接收 COVID-19 患者的医院若雇用劳务派遣护士，则向其发放补助；③提高医保支付预算，准备为接收好转后 COVID-19 患者的医疗机构提高诊疗报酬。

针对住院调整的工作，如前文所述，厚生劳动省责令各地方政府设立都、府、道、县调整工作领导小组，并推荐各调整工作领导小组活用集中医疗信息系统（G-MIS）。

转院工作方面，从 2021 年 2 月开始，厚生劳动省已连续向各地方政府下达多项命令，要求保证重症患者在病情好转后"有院可转"。其内容主要包括：①制作目标中小型医院（后方支援医疗机构）名录；②摸清在集中医疗信息系统（G-MIS）上建档过的中小型医院的空床情况，制定转院分配方案；③利用地区性医疗机构团体（地域医疗构想调整会议、医师会、医院协会等），摸清中小型医院的空床情况，制订转院分配方案等。当然，在实施过程中产生的费用一律计入中央政府预算，中央响应地方的申请后进行支付。

所有政策"打包甩给地方去执行"

这么看来，厚生劳动省绝对算不上"甩手掌柜"。虽然 G-MIS 和 HER-SYS（COVID-19 患者信息管理系统）在一线无法确保万无一失，但政府方针的大方向是正确的。

然而，在此过程中最大的问题是，中央政府的所有政策，全都一揽子打包给地方去执行了。施政的预算，也基本上都是等着地方政府伸手来要，十分被动。这样的话，好不容易制订的方针，又无法保证贯彻到位了。

从地方政府的立场来考虑，厚生劳动省"上嘴唇一碰下嘴唇"，即发出了不少命令，但最难的执行却没有给到任何帮助。问题到底出在哪里，指示有多重要，地方政府怎么会不知道呢？可问题是该怎么执行到位。况且，真正执行的也不是都、道、府、县这一级政府，而是更下级的基层。都、道、府、县动起来了，基层也不一定跟得（反之亦然）。厚生劳动省高高在上，坐在"云端"上发号施令，对位于一线的现场工作者起不到什么帮助。

医疗机构之间的职责分工，以及联系、合作的推进，其实早在 COVID-19 大流行前就一直是个重要课题了，厚生劳动省对这个问题已经研究了很多年也没有什么实质进展，又如何能靠给地方政府描绘一个图 6-2 那样的理想状态，发布一两条命令，就在一朝一夕之间解决问题呢？这一点，厚生劳动省自己心里应该最清楚。如果他们真的想缓解"国难"，消除医疗系统崩溃的危机，就应该到前线去，亲临现场，和各地方的基层政府一道，撮合各医疗机构达成合作，共同贯彻国家的方针。最起码，他们也应该认真倾听来自一线的声音，颁布有利于基层工作的命令。

日本的"自由诊疗"过于自由

不过，把这个问题再深挖下去，日本的医疗机构为什么平时不分工？沟通、合作的意识为什么如此淡薄呢？这背后的原因就是日本独特的"自由诊疗"体制。

"自由诊疗"体制就是患者想去哪个医疗机构看病就可以去哪个医疗机构看病。例如，你如果觉得今天身体不太舒服，既可以去附近的诊所看病，也可以去一家中小型医院看病，还可以直接去大型医院，都没有问题。如果你做好多花些挂号费的心理准备，甚至可以直接去最高级的大学医院，谁也拦不住你。日本人把"自由诊疗"体制当成理所当然，但在许多国家都不是这样的。在首诊时就允许患者去任何医院，不加以限制的国家，其实是很稀有的。

患者可以去任何一家医院看病，这种制度在医疗机构看来，其实是把同行都变成了竞争对手。大型医院、中小型医院和诊所互相抢夺患者，陷入竞争关系。因此，日本的医疗体制就决定了医疗机构之间是难以互相沟通、合作的。医疗机构互为竞争对手，每一家都想让患者在自家治疗到彻底康复，目标都是建立"自我了结型"的医疗环境。

　　在这一点上，英国、丹麦、荷兰等国家的情况则完全不同。这些国家的全科医生（general pratitioner）制度发达，患者感到身体不适时，原则是必须要先找"健康卫士"，也就是全科医生，即便直接去医院，基本上也不会被收治。只有先经由全科医生诊断，判断为全科医生处理不了的疾病时，患者才能携带转诊单前往医院就诊。

　　医院也同样具有分工。以英国为例，医院分为提供二级诊疗服务的普通医院（功能包括专科治疗、精神病患者护理、急救等），以及提供三级诊疗服务、更加专精的大学医院。由于诊所（全科医生）和医院，以及医院和医院之间的分工不同，平常在一个地区内自然就可以形成沟通、合作的关系。法国、德国等国家虽未施行全科医生制度，但这些国家现行的家庭医生制度也是类似的。

　　但是在日本，虽然早就有人提出要明确医疗机构之间的分工、加强医疗机构间的沟通与合作了，但这些议题长久以来都没什么进展，过于自由的自由诊疗已经产生了诸多问题。普遍认为，为了推进全科医生（或家庭医生）制度，明确医院的分工，防止医疗机构互相敌视，我们必须要在一定程度上引入欧洲国家的相关政策，对患者可以去哪类医疗机构就医加以限制。可惜，这些提议都因为日本医师会等行业团体的强烈反对终致流产。

　　然而，目前正处于 COVID-19 大流行的非常时期。至少在这个紧要关头，各医疗机构应该放在平常的竞争，加强分工，推进彼此的沟通和合作。在这个过程中，日本医师会应该发挥更大的作用。如果日本医师会只会发表《紧急事态宣言》，那将来只会越来越不堪担当领导制定医疗政策的责任。不管怎么说，本章分析的"医院之间不沟通、不合作"问题，可以被认定为掀起医疗系统崩溃危机的"主犯"。

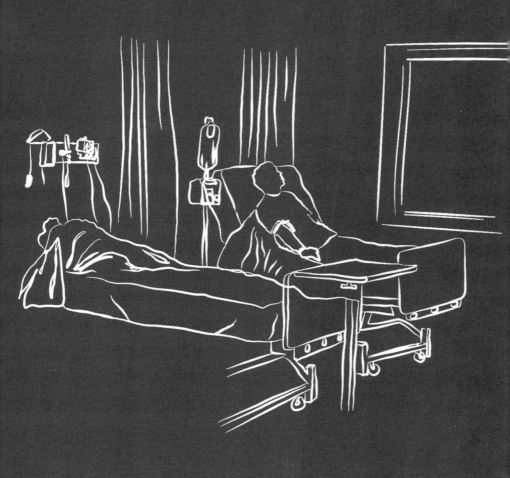

第 7 章
嫌疑人 6 号：地域医疗构想的束缚

　　第 7 章的 "嫌疑人" 是地域医疗构想。了解地域医疗构想的读者，恐怕除了医疗从业者之外就寥寥无几了吧，可能有 50% 以上的读者连 "地域医疗构想" 这个名词都是第一次听说。

　　地域医疗构想由厚生劳动省于 2014 年提出，也就是 "病床（按功能）管理制度"，其内容简单来说，就是减少各医院急性期病床的数量，转换为恢复期病床，且逐渐减少病床的总数。从长远的角度来看，这个政策很有必要，但如今面对 COVID-19，这项政策很可能会起到反效果。地域医疗构想在推进的正当时赶上了 COVID-19 大流行，只能说是时运不济。地域医疗构想对医疗系统崩溃虽无直接的关系，但很可能也起到了间接导致医疗挤兑的作用。

私立医疗机构强大的政治影响力

　　在展开分析地域医疗构想的内容之前，我想先从历史的角度解释一下为什么地域医疗构想这个政策是必要的。

在第 3 章和第 4 章，我们分析过日本医疗服务提供体制的最大特征：①依赖私立机构（80% 的医院是私立医院）；②中小型医院众多（70% 的医院病床不足 200 张）。为什么会形成这样的特征呢？原因有：①日本的医疗服务提供体制是在战后从被摧毁的状态中重建起来的，再加上财政困难的背景，国家依靠民间的力量建设更多医院；②开设私立医院的个体开业医师大都没有扩大经营规模的意愿，都想维系家族企业，当"诸侯王"，以至于今天小规模的医院众多。1970 年时，日本的医院总数就达到了8000 家左右，和今天的水平基本持平，病床数也超过了 100 万张，已经赶上其他发达国家了。

然而，问题是在此过程中，诊所、私立医院等私立医疗机构的政治影响力越来越大。说实话，像日本医师会这样的行业团体，已经足以左右国家的医疗政策制定。20 世纪 70 年代初，诊疗报酬修订时，日本政府和民间的角力之激烈可能到现在还有人记得。1961 年"全国一齐休诊运动"暴发、1971 年"保险医生大辞职运动"（如果没有保险医生，民众将无法使用医保）暴发，这些罢工活动在社会上都非常出名。发起这些罢工运动的人，是时任日本医师会会长的武见太郎，人称"吵架太郎"。那个时代，在日本医师会如此强大的政治影响力面前，任何关于医疗政策的争论都被压下去了。上一章分析了日本医疗体系的特征，即"过于自由的自由诊疗"，也是那个时代日本医师会运作的产物，是他们发起"自由开业""职业自由"等运动的结果。

日本为什么能成为第一病床大国

1970 年以后，日本医疗机构的病床数仍在不断增加，总数远超世界其他发达国家水平，日本成了世界第一的病床大国。这绝不是日本政府想要达成的目标，单纯只是未对私立医院和有床诊所加以限制，任由其肆意增加床位的结果罢了。在日本的诊疗报酬体制中，有许多医疗服务和药物是患者不住院就无法报销的，而且还有很多报销费用，是医院即使什么都没做，只要患者占用了床位住院就能收取的，因此对私立医院来说，病床增加就等于收入增加，如果不加以管控，日本的病床总数将会没有尽头地增加下去。

然而，没有规划地胡乱增加病床总数，将会给医疗服务提供体系带来负面的效果。我们在第 2 章中分析过，医师总数，尤其是医院执业医生人数的增加如果没有跟上病床的增加速度，那均摊到每张病床上的医护人员数量就会减少，造成"低密度医疗"现象，降低医疗服务的质量。"低密度医疗"现象和日本突出的病床数是互为表里的关系，也是日本医疗服务提供体系的一个特征。

直到事态发展到这种程度，厚生劳动省终于开始感到危机，于 1985 年《医疗法》第一次修订时，在法条中加入了"病床管制"的内容，也就是给每个"二次医疗圈"（即比市、町、村稍大的一片地域）设定了必要的病床数上限（基准病床数），并规定不得在上限之上再增加新的病床。基准病床数由各都、道、府、县政府制订医疗服务计划时确定，每5年修订1次。日本早在1962年就已经开始对公共医院进行病床管制了，可到1985年才开始对私立医院进行管制，确实让人感到有些太晚了。而且，在《医疗法》修订和实施之间的这段时间，许多医院还钻了"紧急加床"的空子。不过，厚生劳动省（当时还叫厚生省）顶住了医学界的强烈反对，制止了病床的无序增加，我们必须要给他们记上一功。

"虚假急性期病床"激增

但是，故事到这里并没有结束，在修订法律之后，厚生劳动省却再次在这个问题上犯下重大失误，这就是"虚假急性期病床"问题，也就是医院大量增加急性期病床，打着为急性期患者实施高质量治疗的旗号，请老年人在医院"长住"的现象，又叫"社会性住院"。

具体来说，2006年，日本政府对医院的诊疗报酬数额进行了修订，规定急性期病床（因 7 例急性期患者需配备 1 名护士，又叫"七比一病床"）每天可以从国家（日本）拿到 15 660 日元的高额诊疗报酬。这 15 660 日元还不包括手术、给药等医疗服务，只要病床上住着患者，国家（日本）就得给医院支付这笔费用，可以说跟住宿费差不多了。高达 15 660 日元的住宿费，高档酒店也不过如此吧！只要配备几名护士，把病床扣上"急性期"的帽子，就能每天享受高额报酬，这未免也太划算了！这么一来，过去没有急性期病床的中小型医院，也纷纷搞起了"装备升级"，其心昭然若揭。

医院"装备升级"的结果就是，日本全国都出现了急性期病床"爆发性"增加的现象，严重性远超厚生劳动省的想象。日本全国的急性期病床数从一开始的约 4 万张，到 2012 年激增到了将近 36 万张。图 7–1 中上图的形状仿佛一只高脚杯，把日本医疗服务提供体系的不平衡表现得淋漓尽致（这张图还是厚生劳动省自己绘制的）。

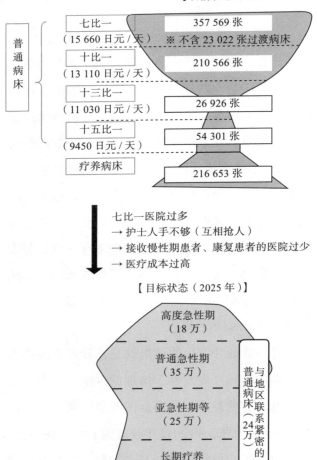

图 7-1　不同功能病床的不平衡状态

数据来源于厚生劳动省《下期诊疗报酬修订中有关社会保障、税务一体化改革的基本思路》(次期診療報酬改定における社会保障・税一体改革関連の基本的な考え方)与社会保障审议会、医疗保险部会、医疗部会资料(2013 年 9 月 6 日)

厚生劳动省的五大失败

第 1 章提到，急性期病床指的是为刚刚发病且状态急剧恶化的"急性期"患者提供集中医疗服务的病床，其中放置于重症监护病房（ICU）、重症康复病房（HDU）等，适应特高度医疗服务的病床叫作高度急性期病床。不管怎么说，增加那么多急性期病床都是没有必要的。厚生劳动省提高急性期病床诊疗报酬的目的，是为了改善"低密度医疗"问题，提高急性期医疗服务的质量，落实建设高质量的医疗服务提供体系。这个大方向是没错的，但问题发生在为了实现这个目标而使用的行政手段上。

在这个问题上，厚生劳动省有以下几个失败点。第一，只要提高配置的护士人数，基本上就能将病床认定为急性期病床。护士人数确实重要不假，但更重要的应该是实施高质量医疗服务的医师人数和 ICU 等医疗设施，这些也都必须跟上才可以。

第二，对于急性期病床的认定，最重要的并不只有为一张病床所做的资源准备，更要看认定后，医院是否真正接收了急性期的患者等实绩。"社会性住院"的患者并不处于急性期，厚生劳动省应该做好准备，一看到这些"实绩"，就应该取消该医院病床的"急性期病床"资格。2014 年诊疗报酬修订以来，诊疗报酬计算的标准变严格了一些，但"社会性住院"问题依然偶有发生（详见下文）。

第三，不管一个地区的急性期病床是多是少，其诊疗报酬的金额都和其他地区同等。不过这与其说是厚生劳动省的错，更应该说是现行的诊疗报酬制度的问题。对诊疗报酬进行全国统一定价，就无法根据各地方的具体情况做出调整，有些地方急性期病床本就过多，再继续增加下去，就会让不平衡的问题愈发严重。

第四，缺乏将急性期病床向大型医院集中的意识。从这次 COVID-19 大流行就可以看出，若要提高急性期医疗的质量，我们必须将急性期病床集中在医疗资源齐备的大型医院，让中小型医院成为后方支援，进行职责分工（功能分化）。然而，目前的结果却正好相反，中小型医院的急性期病床激增，有限的医疗资源被打散，分散在各中小型医院当中了。

第五，也是最严重的问题是，这项政策在已经明显失败之后，厚生劳动省依然没有更改急性期病床的高额诊疗报酬，整整 8 年毫无动作，直到 2014 年诊疗报酬修订才终于有所改善。经过这 8 年的时间，日本的医疗服务提供体系会变成一只头重脚轻的"高脚杯"也不足为奇。

既往失败的医疗政策留下的恶果

以上种种与其说是厚生劳动省的问题，更应该说是诊疗报酬制度，以及制订这项制度的日本中央社会保险医疗协议会的结构性问题。如第 2 章所述，在本质上，真正决定诊疗报酬的是日本中央社会保险医疗协议会，而急性期病床的高额诊疗报酬对日本中央社会保险医疗协议会的主要成员，即日本医师会等行业团体而言，是巨大的既得利益，在遍及日本各地的中小型医院都尝到甜头之前，他们当然要反对下调诊疗报酬了。厚生劳动省看到全国急性期病床如此激增，应该也立刻意识到诊疗报酬提高得过头了吧，但为时已晚。高速列车一旦起步，再想阻挡，既要付出非常的努力，也要花费更长的时间。厚生劳动省本想利用诊疗报酬制度对日本的医疗服务提供体系进行改革，结果却不尽人意。

可不管怎么说，厚生劳动省的这项失策，最终都造成了"虚假急性期病床"的增加，以及医疗资源的分散，在COVID-19大流行期间成了医疗挤兑的"推手"之一。除此以外，私立医院过多、中小型医院过多、"自由诊疗"过度自由等，在COVID-19大流行期间造成医疗挤兑的几乎所有原因，都起源于医疗政策过去的失败。COVID-19大流行让我们所有的"遗留成本"全都被翻了出来，因对失衡的医疗服务提供体系拖延不咎而欠下的"债"，也终究要还。

利用病床管制调整政策

让我们说回搁置已久的地域医疗构想。简单来说，日本政府想要让已经失衡成"高脚杯形状"的医疗服务提供体系恢复正常，说白了，就是让本不该有这么多急性期病床的中小型医院拥有的"虚假急性期病床"减少，这就是地域医疗构想提出的目的（原著者的理解）。要达成这个目的，最简单的方法其实是直接将提高的医疗报酬降回来，但日本中央社会保险医疗协议会作为既得利益者绝对会大力反对，实施起来困难重重。实际上，2014 年诊疗报酬方案修订时，日本政府也很难直接降低急性期病床的诊疗报酬，而只能把长期住院的诊疗报酬降下来，将诊疗报酬的计算标准变得更严格一些而已。

因此，提出地域医疗构想的本质，其实就是在无法降低诊疗报酬的前提下，想办法制订一套新的病床管制规则，来减少急性期病床。如果从控制价格入手太难，那就从控制数量入手，这个想法是对的，因此厚生劳动省在诊疗报酬方案修订的同一年

（2014年），迅速颁布了新法《医疗介护综合确保推进法》，为地域医疗构想铺路。

上文讲过，1985年《医疗法》修订时，给每个地区设定了病床总数的限制，但并未给高度急性期病床、普通急性期病床、康复期病床、慢性期病床等不同功能的病床分别设定总数限制。康复期病床指的就是急性期医疗服务结束后，为看护需要康复的患者准备的病床，慢性期病床指的就是为需要长期看护的患者准备的病床，这部分患者主要是老年人。提出地域医疗构想就是为了给不同功能的病床设置实绩上的管制，纠正医疗体系的"高脚杯"姿态。

以上所述都是原著者对地域医疗构想的真心期待。当然，日本政府也为地域医疗构想赋予了"消除病床总数和不同功能病床数的地区差异，调整医疗服务提供体系，使之适应2025年的人口构成"的宏伟目标。你可能会想，区区10多年的时间，人口构成能有多大变化呢？图7-1中奶瓶形状的下图就是各功能病床的调整目标。这个"奶瓶形"只是粗略的估算，在地域医疗构想颁布后，日本政府又为

不同功能的病床数设定了不同的目标，即图 7-2 右
侧。将这个目标和 2015 年的实际情况相比，可以看
出，我们还要做出很大的改变。

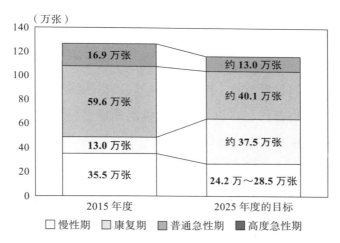

图 7-2　2015 年度不同功能的病床数和 2025 年度的目标对比
2015 年度的数据来自厚生劳动省的《病床功能报告》（病床機能報
告），2025 年度的目标值来自内阁官房信息调查会资料（2015 年
6 月 15 日）

开会很积极，行动很迟缓

目标设定好了，现在的问题就是该用什么行政

手段来实现这一目标。具体来说，日本政府使用了以下几步来推进地域医疗构想。

- 各医院将现有的各功能病床数和将来的调整计划向日本地方政府上报（病床功能报告制度）。
- 日本各地方政府利用数据，制订 2025 年各地区（地域）的功能病床数目标（地域医疗构想）。
- 目标设定后，各地区（地域）的医疗从业者、政府部门、有识之士等各方组建调整会议（地域医疗构想调整会议）。
- 指导各医院进行调整，让现状逐渐贴合目标。

目前，日本政府已经进行到了第四步，但整体进展十分缓慢。其原因是，各地区（地域）的调整会议在依据目标数值进行病床调整时，进行商谈的只有业内利益相关的人士。在这个开阔眼界的时代，还用过去那种抱团商议、权衡利弊的方式是不现实的。当然，为了将急性期病床转换为康复期病床，日本政府也有提供改建、改制补助金（地域医疗介护综合确保基金）的机制，但这依然难以激发起利益相关方的改革意愿，这样推进改革是远远不够的。因此，各地区（地域）的调整会议要么整天吵架，要么陷入停滞，和厚生劳动省当初的期待简直大相径庭。

图 7-3 中从左到右的 4 个柱状图显示了从 2015—2018 年，不同功能病床数的变化趋势。仔细观察可知，虽然高度急性期病床和普通急性期病床有所减少（分别减少了约 1 万张和约 3 万张），这些病床转变成了康复期病床（增加了约 4 万张），但病床总数几乎没有变化。图 7-3 最右边的柱状图是 2018 年各医院根据自身实际情况估算出的 2025 年各功能病床的预期数字，与左边几个柱状图也是相差无几。如果这样下去，想要实现前面图 7-2 右侧的政府目标，只能说是难上加难。

更甚的是，把削减急性期病床的工作交给"利益相关方的聚会"，也就是地区（地域）的调整会议去处理的话，削减的很可能就不只是"虚假急性期病床"了，连本来必要的大型医院的急性期病床也会减少。这种地方会议的结论，80% 都是各方"各打五十大板"，让中小型医院减少急性期病床，大型医院增加急性期病床，形成病床集中化趋势，就更不

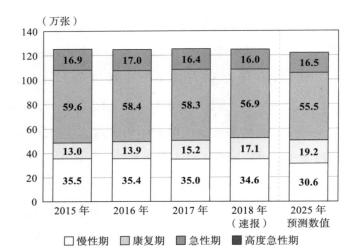

图 7–3 不同功能病床数的变化趋势和 2025 年估算数值
各年度的数据来自厚生劳动省的《病床功能报告》，2025 年的预测数值来自 2018 年的《病床功能报告》

可能了。综上所述，让已然增加的病床减少，回到原来的水平，基本上是做不到的，可谓是覆水难收。

地域医疗构想造成了医疗挤兑吗

虽然地域医疗构想一直以来都进展缓慢，但在如今 COVID-19 大流行的紧要关头，说不定还要算因祸得福呢。过去，许多急性期病床都是"虚假急性期病床"，并没有起到治疗急性期患者的作用，但如今却能用来收治 COVID-19 患者。康复期病床由于配备的护士人数少，反而难以用来当作 COVID-19 住院患者专用病床。

上文提到，地域医疗构想是削减高度急性期病床和普通急性期病床的计划，因此并不能说，这项计划和 COVID-19 大流行期间的医疗挤兑全无关系。要是当初地域医疗构想一帆风顺，急性期病床的减少速度更快，说不定目前的医疗挤兑问题会更加严重呢。

然而，部分日本政府官员却不认同地域医疗构想与 COVID-19 大流行期间医疗挤兑问题之间的关系，甚至认为为了预防 COVID-19 大流行带来的医疗挤兑，应该加强推进地域医疗构想。举个例子，总有人说，由于地域医疗构想是根据 2025 年的人口构成来分配不同功能的病床数的，因此像东京都这样年轻人居多，未来人口将继续增长的地域，急性期病床数和病床总数都会增加，因此不会出现问题。

　　但事实却并不是这样的。看一下东京都的病床报告可以发现，2015 年，东京都共有 23 427 张高度急性期病床，2019 年有 23 543 张，基本上没有变化，而普通急性期病床反而从 48 327 张减少到 44 913 张，减少了约 7%。而且，纵观各医院 2019 年预估的 2025 年病床数，高度急性期病床预计将变为 21 728 张，普通急性期病床预计将变为 38 863 张，两者都减少了（和 2019 年相比分别减少了 7.7% 和 13.5%）。

　　原著者曾在几年前参加过东京都福祉保健局的一场听证会，在会上询问参会的干部东京都的急性期病床是否应该增加，该干部的回答是："急性期病床一旦增加，再去减少的话，在政策上要付出很大的努力。因此考虑到 2025 年以后的情况，我们打算至少不再增加额外的高度急性期病床和普通急性期病床，向减少的方向逐渐调整。"这才是日本地方政府官员自然的想法。也就是说，即便是东京都政府，也在根据地域医疗构想，逐步削减急性期病床的数量。在 COVID-19 暴发后，这一计划加速了医疗挤兑的发生也是很有可能的。

公立医院和公共医院的改革适得其反

地域医疗构想给医疗挤兑带来了一个无法忽视的影响，即厚生劳动省先行对公立医院和公共医院进行了病床改革。由于公立医院和公共医院的行政管理比较容易，因此日本政府就在对私立医院下手前，先对公立医院和公共医院进行了改革。在 1985 年日本政府对全部医院进行病床限制之前，公立医院和公共医院就已经受此限制了。

在地域医疗构想提出之前，公立医院和公共医院也比私立医院更早成了"新公立医院改革计划"和"公共医疗机构 2025 计划"的目标。这些政策的目的是规范公立医院和公共医院与私立医院的职责分工，重点确认"非公立医院和公共医院不可"的一些职责。简单来说，这些政策就是公立医院和公共医院的合理规划，以及整合、重组规划。从长远的角度看，这些政策的方向绝对没错，但如今正值COVID-19大流行，却起到了适得其反的作用。举例来说，特定功能医院本应将尖端的医疗服务集中起来，但从2017到2018年，特定功能医院的高度急性期病床却合计减少了1930张^①，在COVID-19大流行时，多多少少地"推动"了医疗挤兑现象的出现。

　　就这，厚生劳动省依然不满意，于是于2019年9月组建了地域医疗构想工作小组，公开点名了424家需要进行整合、重组的公立医院和公共医院，让各地域的调整会议抓紧执行，并设立2020年3月为截止日期。后来没想到这个日期赶上了COVID-19大流行，于是又延长了一段时间。COVID-19暴发后，政府又让这些公立医院和公共医院担当起收治大多数COVID-19患者的责任，结果你们也看到了。当初让这些医院大力推进整合、重组的厚生劳动省和

---

① 数据来源于厚生劳动省《关于平成30年度（2018年度）病床功能报告的结果》（平成30年度（2018年度）病床機能報告の結果について），第21次地域医疗构想工作小组资料，合计数据为原著者相加。

日本各地方政府，处境一定非常尴尬吧。

这次的 COVID-19 大流行，让人们重新认识到了在非常时期，公立医院和公共医院的巨大作用。在这个意义上，地域医疗构想中的整合、重组计划，应该要推倒重来，重新制订。而且地域医疗构想本身，也不应该一味地追求削减地域内急性期病床的总数，而应该下功夫研究如何保证医疗资源能够集中在大型医院。总而言之，这项政策应该要暂停下来，进行修正。

最后总结一下，不可否认，地域医疗构想可以说是产生医疗系统崩溃危机的"犯人"之一，虽然"罪行"较轻。

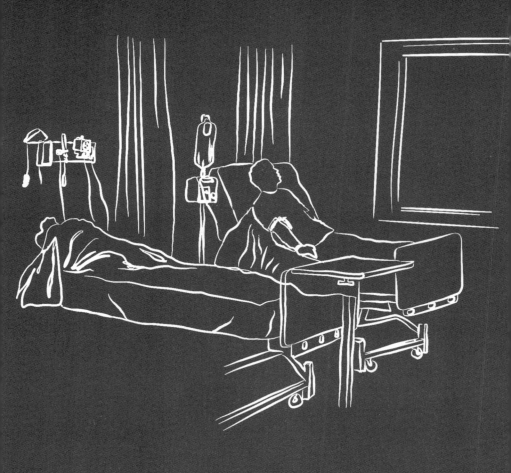

第 8 章

嫌疑人 7 号：日本政府治理能力不足

终于轮到最后一名"嫌疑人"出场了。如果这时候能出现一个让四下皆惊的"幕后黑手"，气氛一定会很热烈，但很遗憾，"嫌疑人7号"其实是日本政府治理能力不足。可能大多数读者都会觉得这位"嫌疑人"太普通了，不符合他们对"最后一击"的想象，但事实就是如此。

事实上，除了招致医疗系统崩溃的危机以外，日本政府在COVID-19防治政策上的各种失败、稚拙、不可靠、不沉着、不果断，都跟其治理能力缺乏脱不开干系。具体来说，日本政府治理能力不足主要表现为：①谁才是"总司令"分不清楚（更严重的是，谁该在哪里决策什么事分不清楚）；②政府部门之间的分工、中央与地方的分工不明确；③权利与责任，以及指挥系统不明确，导致一线各机构无法有序工作；④一线各机构之间的沟通、合作不顺利。

灾害应对工作领导小组没有做好应对灾害的准备

打个比方来说，灾害应对工作领导小组本身就像灾害现场一样混乱。发生了COVID-19大流行这样惨痛的灾难，灾害应对工作领导小组却没能发挥"总司令"的职责，指挥各方力量，没能下达明确的指示，高效领导各地方的一线工作者进行救助、搜索、支援、重建等工作，也未能与各方志愿者有效联动，导致各方力量擅自行动，造成混乱，简直就是个对灾害毫无准备的政府部门，医疗挤兑、医疗系统崩溃都是因为他们的混乱而造成的次生灾害。

一般来说，日本政府治理能力不足可以以下四个角度来考虑：①中央政府内各部门的关系；②中央和地方政府的关系（中央政府部门与都、道、府、县或基础自治体政府）；③地方政府与地方政府的关系；④政府部门与私立机构的关系。由于原著者不是政府雇员，对于中央政府内各部门的关系不甚清楚。不过，《紧急事态宣言》和《防止COVID-19蔓延等重点措施》经过首相批准后，竟然还需要由相关专家组成的政府分科会来"承认"，还有，在新闻发布会上，坐在时任首相菅义伟身边的政府对策分科会会长尾身茂，关于各项事项的发言居然比首相还多，很难不让人怀疑这个国家到底是谁在拿主意，我相信这么想的人一定不止我一个吧。

另外，关于COVID-19大流行应对之策的制订，是负责经济再生的西村康稔负责呢，还是厚生劳动大臣田村宪久负责呢，或者是负责疫苗的河野太郎（原来负责行政改革）负责呢？现在我也常常分不清楚。他们针对具体对策的言论有过矛盾之处，在外人看来，互相之间的分工也并不明确。但不管怎么说，在首相菅义伟任期结束之后，希望政府内部的各位官员，或者专家组、政府分科会的各位有识之士，能够明确其中的内情。

中央与地方的权力与预算、责任的分离

关于日本中央和地方政府的关系问题，即中央与地方之间的分工不明确（见第 5 章）。根据《医疗法》和《传染病法》，制订应对策略和预留病床都是地方政府的责任，而厚生劳动省，实际上是把应对 COVID-19 的责任"打包"甩给了地方去执行。《新型流感等对策特别措施法》中规定了颁布紧急事态宣言等 COVID-19 应对措施，其中第 3 条第 4 项写道："地方公共团体在发生新型流感等疫情时……有责任在区域内明确、迅速地施行应对新型流感等疫情的措施，并与区域内相关的机构共同综合推进新型流感等疫情应对措施的施行。"由此可见，都、道、府、县地方政府才是疫情应对措施的实施主体，中央政府只是支援的角色。也就是说，各种各样的 COVID-19 大流行应对措施失败之时，应该负起责任的是地方政府。可既然如此，各地方政府能够根据自己的判断来实施 COVID-19 的应对措施吗？实际上是不能的。因为中央政府掌握着更多的权力和预算，厚生劳动省每天都身处"安全地带"，高高在上的与地方政府联系大量事务，连"鸡毛蒜皮"的小事都要作出指示。

东京都知事小池百合子在第一波 COVID-19 大流行时曾说："我原以为我是个'社长'，可我还是能从天上听到无数个声音，看来也只是个中层管理者。"这也说明了中央和地方之间权力与预算、责任的疏离。正因为如此，中央和地方政府的职责分工才会不明确，互相推诿工作、推卸责任，谁也拿不出有效的应对之策。

保健所的归属问题

实际上，第 6 章谈到的保健所崩溃的问题，也和中央与地方之间的职责分工不明确有很大的关系。保健所到底属于国家的，还是属于地方的，这个问题都还说不清楚。当然，在形式上，保健所的设置主体是地方自治体，保健所中的保健师和护士都是地方自治体的职员。市、区、町、村等基础自治体内的保健所，以及都、道、府、县内的保健所也是同理。然而，保健所日常进行的健诊、预防、卫生、调查、教育、为地方制订计划等日常工作，却都是依照厚生劳动省的指示进行的，再加上保健所的工作人员大都是专业人员，因此在自治体当中，保健所常常被当成一个独立机构。在此次 COVID-19 大流行中，保健所从实施防聚集政策开始，就一直像是厚生劳动省的分支机构一样，从上面接收大量的业务命令，让每一位职员都处于"过劳死"的边缘。可是，厚生劳动省和保健所本是不同的组织，前者并不能对后者进行增员等任何支持。别说支持了，厚生劳动省到底有没有在下命令之前了解一线有多繁忙，我都要打一个大大的问号。

对地方自治体来说，保健所总是带着一种独立机构的感觉，保健所的危机状态难以传达给地方自治体，自治体也就没有意识去发力支援。这样导致的结果就是，各地方自治体需要花费大量的时间才能调派其他部门的人为保健所增员，或者将住院调整的业务托付给都、道、府、县调整工作领导小组。
医疗挤兑就在中间浪费的时间里变得越来越严重。
可以说，保健所的归属不清也是医疗挤兑发生的一
个原因。

地方政府是"中层管理者"

关于政府部门对私立机构的管制权，这一点其
实在很大程度上也被中央和地方"扯不清"的关系
给影响了。上文说过，都、道、府、县地方政府要
为 COVID-19 患者预留病床，扩充医疗体系担起重
任，但站在医疗机构的角度看，地方政府平时不过
是没什么来往的行政"衙门"罢了。虽然最近几年
因为地域医疗构想的推进，来往稍微多了一些，但
在他们看来，地方政府基本上就只是 5 年 1 次为他
们制订医疗服务计划，规划病床总数的"中层管理
者"。医疗机构接收的大多数命令都是由厚生劳动省
直接下达的，诊疗报酬和各种补助金的分配也由厚

生劳动省负责，因此，让各医疗机构除了服从厚生劳动省管理，还要听从地方政府的命令，他们心里是有些别扭的。

在这一点上，作为"中层管理者"的都、道、府、县地方政府也有同感。平时只有中央才能挑起的大梁落到了自己肩上，他们心里也叫苦不迭。让医疗机构听从自己命令的"筹码"（法律、预算和诊疗报酬）全都攥在厚生劳动省的手心里，虽然为 COVID-19 特设的"紧急一揽子援助给付金"可以由地方政府决定发给谁，直接向中央请款，但就连这项援助给付金的实施细则也都要由厚生劳动省拍板，地方政府几乎没有什么"最终解释权"。都、道、府、县地方政府在这件事上的任务就是把钱从左手倒到右手，这样的角色能不能强势地对医疗机构发布命令呢？我深表怀疑。

最终，靠都、道、府、县地方政府根本无法确保各医疗机构为 COVID-19 患者预留病床，还得让厚生劳动省直接"下场"，命令医疗机构才能有用。然而，从法律上看，中央政府即便是在非常时期也没

有权力直接对医疗机构下命令，这一点在第 3 章中
已有详细分析。

地方政府之间的沟通、合作不充分

要分析政府的治理能力，地方政府与地方政府
的关系是很重要的方面。都、道、府、县地方政府
之间的关系极其薄弱，一旦跨越县界，互相之间都
不通融病床，这可以说也是引发医疗挤兑一个直接
原因。

纵观此次 COVID-19 大流行，其扩散的方向在
大多数情况下都是由城市向农村。因此，假如东京
都病床紧张，完全可以将 COVID-19 患者运往周围
还有空床的神奈川县、千叶县、埼玉县，医疗挤
兑问题就得到了预防。诚然，这样做会让神奈川
县、千叶县、埼玉县与东京都之间的流动人口增加，
让 COVID-19 迅速扩散到这些县，占用这些县的
COVID-19 患者专用病床，那么此时可以再发动更靠

外圈的静冈县、山梨县、长野县、群马县、栃木县、茨城县等进行合作。渐渐地，东京都的 COVID-19 高峰期过去之后，就可以开始反过来接收和治疗发生医疗挤兑的周边各县的患者。这还只是用关东地区的各县举了个例子，真到关键时刻，我们甚至可以利用直升机，将大阪府的重症患者运往东京都的重症病床。你可能会觉得东京都和大阪府之间远隔万里，但在第 3 章讲过，德国也曾接收过从意大利和西班牙跨越国界、远道而来的患者。东京都和大阪府之间的距离，用直升机约 2 小时就能飞越，绝非我异想天开。COVID-19 期间的那些"急救运送困难案件"，其中的患者十有八九不都在救护车里被困了 2 小时以上吗？

其实，2021 年 4 月 27 日，就在第四波 COVID-19 大流行时，大阪府的医疗挤兑问题日趋严重之时，东京都知事小池百合子在新闻发布会上表示，她计划回应大阪府的求助，派出东京消防厅的直升机将 COVID-19 患者运到都立多摩综合医疗中心。假如真要到不得已的时候，我想自卫队的大型直升机也是可以拿来救人的。

COVID-19 高峰时各地的病床利用率
起伏巨大

图 8-1 描述了从第三波到第五波 COVID-19 大流行时，各都、道、府、县的住院病床使用率和重症患者专用病床使用率。由于病床使用率的数值每周只更新 1 次，我尽量选取了离新增确诊人数最多的一天最接近的日期的数值。观察这些统计图，我们可以看出，即便是在 COVID-19 高峰时期，各地区的病床使用率依然起伏巨大，有的地区很高，有的地区很低。由此可见，都、道、府、县之间完全可以通融一下自己的床位。很明显，如果各地区能不仅在自己的辖区内寻找床位，也能跨越地区的界限，对床位进行统筹安排，发生医疗挤兑的可能性就明显小多了。

① 第三波 COVID-19 高峰时（2021 年 1 月 13 日）

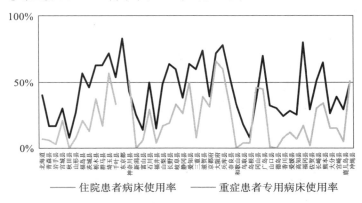

—— 住院患者病床使用率　　　—— 重症患者专用病床使用率

② 第四波 COVID-19 高峰时（2021 年 5 月 12 日）

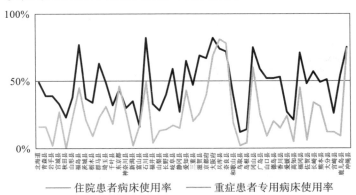

—— 住院患者病床使用率　　　—— 重症患者专用病床使用率

图 8-1　COVID-19 高峰时各都、道、府、县的病床利用率（住院患者、重症患者）
数据来源于厚生劳动省《关于患者疗养状况和住院患者占用病床数等的调查》（療養状況等及び入院患者受入病床数等に関する調査について），每周更新

③ 第五波 COVID-19 高峰时（2021 年 8 月 25 日）

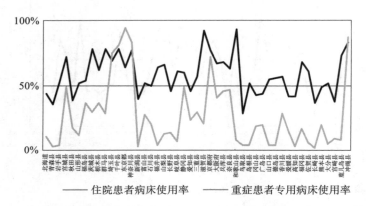

图 8-1（续） COVID-19 高峰时各都、道、府、县的病床利用率
（住院患者、重症患者）
数据来源于厚生劳动省《关于患者疗养状况和住院患者占用病床数
等的调查》（療養状況等及び入院患者受入病床数等に関する調査に
ついて），每周更新

都、道、府、县分而治之

都、道、府、县之间可以通融一下自己的床位，
但至今我们几乎都没听过地区之间通融病床的实例，
这是为什么呢?

这恐怕是因为预留病床的工作是以都、道、府、县为单位推进的。也就是说，一个地方政府的知事或负责官员，怎么可能愿意把好不容易安排出来的病床拱手让给了别的县呢（上文举例的东京都知事小池百合子是个例外）？尤其是，最近几年随着地域医疗构想的推进，各地纷纷削减了病床，修正了各功能病床的名义，中央对地方政府的负起责任的要求越来越高，各地方仿佛陷入了竞争一般。简单来说，厚生劳动省想要让各地方分而治之，就算地方政府想要互相通融病床，也常常缺乏一个"中间人"的角色来推动。

然而，COVID-19 的扩散是不看县界的，对付这样的传染病，需要超越都、道、府、县，到更广的地区层面上统筹安排——能担此重任的只有中央政府。也就是说，厚生劳动省必须要参与进来，在都、道、府、县之间安排病床。

COVID-19 的出现并非 "超乎预料"

在本章的开头，我把 COVID-19 大流行比作了 "灾害"。不管是政府还是媒体，都常用 "灾害级别的疾病" 这样的形容词。然而，如果 COVID-19 大流行是灾害的话，我们就应该有提前为灾害发生时准备好的行动计划。一旦灾害发生，应对工作领导小组可以迅速拿出一套非常时期的特殊体制，按照行动计划和平时的演习发布命令，灵活地组织救灾一线的各小组工作。

但 COVID-19 的应对之策却不是这样的。我们肯定是觉得 COVID-19 和灾害不同，所以才拿不出提前制订好的行动计划吧？在 COVID-19 出现之前，我们对此竟然毫无预案，这背后的原因是不是政府的治理能力低下呢？

不是的。日本政府其实在 COVID-19 发生前就对本次的 COVID-19 大流行做过预测，也制订过详细的应对行动计划。这到底是怎么回事呢？

就在 COVID-19 暴发前夕（2009 年），全世界暴发过一次新型流感疫情，我相信一定还有人记得吧？很幸运，那次疫情并未在日本引起大流行，但日本国内却出现了一股风潮，认为我们在平时就应该想好传染病疫情暴发时会发生什么事。以此为契机，政府颁布了《新型流感等对策特别措施法》，本次的 COVID-19 大流行，正是政府在修订过这部法律之后，利用这部法律应对的。2013 年，政府又根据《新型流感等对策特别措施法》制订了详细的行动计划（2017 年修订）[①]。地方政府也根据中央的行动计划，各自制订了自己的预案，东京都等部分地区的预案甚至详细到可以和中央的行动计划匹敌（2013 年制订，2018 年修订）[②]。

　　越读这些行动计划，我越觉得："这些不就是对现在的预言吗？"这些行动计划把和现在的 COVID-19 大流行十分类似的传染病疫情的发展状况，以及各个阶段应该采取什么样的对策写得非常详细，还把扩充医疗服务提供体系的必要性、中央政府与地方政府之间的职责分工、政府部门与私立机构

① 　http://www.cas.go.jp/seisaku/ful/keikaku.html
② 　http://www.bousai.metro.tokyo.lg.jp/taisaku/torikumi/1000061/
　　1000367.html

的合作等，今天真实发生了的各方面问题都预料到了。
这么出色的一部行动计划，为什么没能在 COVID-19 暴
发时充分发挥作用呢？真是太不可思议了。

并未按照政府行动计划进行准备

当然，细化到具体的 COVID-19 应对之策，政
府有不少是按照行动计划来实施的，但仔细读下来，
在医疗服务提供体系扩充这方面，政府仍有许多
事情完全没有做到，具体来说有以下三条：①应在
COVID-19 发生前召集各地区但医疗从业者，设立协
议会，商定未来 COVID-19 发生时应如何调整医疗服
务提供体系；②提前制订 COVID-19 发生时医疗服
务提供体系的扩充计划；③中央政府应在 COVID-19
发生前就针对地方政府制订的行动计划进行跟进和
指导（以下内容的下划点线为原著者所加）。

"**COVID-19 发生前医疗体系的准备**：以都、道、

府、县、二次医疗圈等区域为单位，以保健所为中心，举办对策会议，参加者为地域医师会、地域药剂师会、该地区的核心医疗机构（公共医院、大学附属医院、公立医院等）、药店，以及市、町、村和消防部门的相关人员，让辖区内所有相关人员紧密协作，根据区域实际情况进行医疗体系的准备。对接触归国人员、密切接触者的医疗机构、公共设施进行提前登记。"（政府行动计划，第 22 页）

"**COVID-19 发生时医疗体系的维持和保障：**……为了让患者可以住进传染病定点救治机构以外的医疗机构或方舱医院，各地域应提前制订各医疗机构的活用计划。"（政府行动计划，22～23 页）

"**地域医疗体制的准备：**①中央政府应和日本医师会等相关机构合作，针对医疗体系的保障，向都、道、府、县等地域提供必要且具体的帮助和建议，定期跟进都、道、府、县等地域的体制准备状况。（厚生劳动省）……③中央政府为了保障 COVID-19 发生时的医疗体系，平时就应与各地域内的医疗从业人员商议、确认 COVID-19 发生时的医疗体制，为都、道、府、县等地域制订的行动计划的具体内容提供必要的建议。（厚生劳动省）"（政府行动计划，第 34 页）

综上所述，日本政府完全没有提前为 COVID-19 大流行发生后，行动计划能充分发挥效用作出任何准备。明明制订了那么无懈可击的计划，却因为平时的准备不足而白白浪费，谁看了都会觉得暴殄天物。这就是真相。

尤其是东京都，其行动计划预测在 COVID-19 达到高峰之时，每天新增的门诊确诊患者可达 49 300 人，每天前来就诊的患者数最多可达 37 3200 人，每天新增住院患者 3800 人，每天必需的床位数最多可达 26 500 张（东京都行动计划，第 5 页）。如果严格按照这些预测数字进行准备，我想也就不会产生医疗系统崩溃的危机了。

从结果来看，政府的治理能力不足可以说是造成医疗系统崩溃的真正"犯人"之一。综合以上的分析，甚至可以说是这个问题的"主犯"。

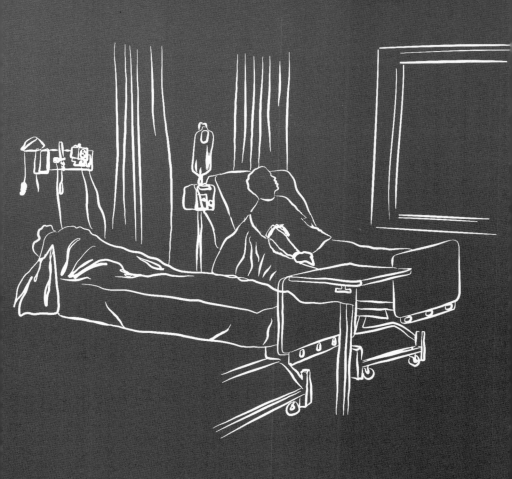

第 9 章

错失医疗体制改革的良机

到这里，我们已经将引起医疗系统崩溃危机的 7名"嫌疑人"逐一进行了详尽的调查和分析。那么，谁才是这个问题真正的"犯人"呢？让我们重新看看每一章的核心论点，总结出最终的结论吧。

嫌疑人 1 号：医护人员太少

在第 2 章，我们分析了医护人员太少是不是引起医疗系统崩溃危机的原因。诚然，一部分大型医院接收了不少 COVID-19 患者，为了治疗他们忙得团团转，从这些医院的角度看，医生、护士人手不够确实是事实。

然而，我们也要考虑到众多中小型医院和诊所没有接收 COVID-19 患者。从整体上看，日本并不缺少医生和护士。我们完全可以通过增加收治COVID-19 患者的医院数，或者深化医院之间的职责分工、加强沟通和联系，或者让专科医生和护士在不同医院之间通融来解决问题。除此以外，我们还可以利用诊所的医生和护士，或者为居家疗养、在酒店疗养的患者提供上门服务，可做的事情非常多。也就是说，如果能设立一个"总动员体制"，高效地活用日本全国的医疗人才，因COVID-19导致的医护人员人手不够的问题是完全可以解决的。因此，虽然医护人员太少确实与医疗系统崩溃有很深的关系，但这一条本身并不能算是根本上的原因，不能算是"主犯"级别的"犯人"。

嫌疑人2号：私立医院过多

接下来，在第3章，我们谈到，私立医院占日本医院总数的70%～80%。私立医院与公立医院和公共医院不同，政府不能通过行政手段对他们下达命令，只能按照现行的法律，"请求"他们合作，收治COVID-19患者。因此，从实际情况来看，很多私立医院没有接收COVID-19患者，这一点也成了日本发生医疗挤兑问题的背景之一，这也是事实。

然而，私立医院过多本身并不是什么坏事，而是到了非常时期，依然无法指挥和命令私立医院的法律出了问题。实际上，很多其他国家都有适用于非常时期的法律，不少国家都强制私立医院接收COVID-19患者。因此，从结果来说，私立医院过多与医疗挤兑问题确实脱不开干系，但也不能被认定为真正的"犯人"。

嫌疑人 3 号：小规模医院过多

在第4章，我们提到很多医院没有接收COVID-19患者，很重要的一个背景原因是日本的医院实际上有70%的医院只有不到200张床位，都属于中小型医院。这些医院的规模太小，如果接收COVID-19住院患者，尤其是重症患者，不但实际条件做不到，在成本上也不划算。小规模医院众多的原因是战后，厚生劳动省（旧称厚生省）曾依靠民间的力量来增加医院总数和病床总数。开办私立医院的个体开业医师既有逐渐扩大规模，形成大型医院的，也有维持家族企业，至今都保持小规模运营的。后来，厚生劳动省也未能让医疗资源都向大型医院集中，在政策上放任医院产生"中小企业问题"。这一点正是日本如此轻易地就产生医疗系统崩溃危机的一个直接原因，可以说，绝对是一个"主犯"级别的"犯人"。

嫌疑人 4 号：大型医院无法满负荷工作

不过，在第 5 章，我们就看到，即便是大型医院，也不是全都收治 COVID-19 患者的。即便是收治了的，每家医院收治的人数也绝对不多。因此，大型医院也都没有发挥出自己全部的能力。其背后的原因是：①虽然是大型医院，但医疗资源不充分，变为"纸老虎"；②由国家管辖的大学医院、公立医院（公立医院机构）、旧社保厅系医院（地域医疗机能推进机构）等医疗机构缺乏主观能动性。不可否认的是，在大型医院当中，也有不少是奋斗在第一线的，但大型医院普遍存在无法满负荷工作的问题，不得不说这是本案的"犯人"之一。

嫌疑人 5 号：医院之间不沟通、不合作

为了让日本有限的医疗资源活用起来，我们必须要把 COVID-19 患者集中向大型医院，然后把在大型医院就诊的其他患者转移向中小型医院。同时，在 COVID-19 蔓延期间，让重症患者进一步集中向大型医院，让中小型医院接收一些轻症或中症的患者。在这个过程中，施行调配患者的"向上转院""向下转院"机制就必不可少了。而为了实现"向上转院""向下转院"，各地方的医疗机构又必须进行职责分工，彼此沟通、合作。然而，在第 6 章详细分析了由于过度自由的"自由诊疗"一直在毒害着过去的医疗政策，医疗机构之间的合作意识非常淡薄，就算到了 COVID-19 大流行这样的非常时期也依然

不愿改变。因此，医院之间不沟通、不合作，也可以说是"主犯"级别的"犯人"之一。

嫌疑人 6 号：地域医疗构想的束缚

在第 7 章，我们将地域医疗构想也列为"嫌疑人"之一。但地域医疗构想并没有错，是厚生劳动省在医疗政策上的失败，才让地域医疗构想成为必需——这才是更严重的问题。2006 年，"七比一病床"的诊疗报酬大幅增加，其后 8 年都没做调整，结果导致中小型医院的"虚假急性期病床"暴增，进一步加速了医疗资源的分散化，这也是这次 COVID-19 大流行中暴露出的问题。地域医疗构想确有不少好处，可是城市内的急性期病床进一步减少；公立医院和公共医院的合理化改革，以及整合和重组，这些计划的推进也是医疗挤兑形成的原因之一是无法否认的，因此只有"轻罪"。我期待今后地域医疗构想做出修正，将医疗服务提供体系变得更加理想。

嫌疑人 7 号：日本政府治理能力不足

最后，在第 8 章，我们分析了日本政府治理能力不足的问题，可以说，这是造成医疗系统崩溃危机的"主犯中的主犯"。中央政府和地方政府的职责分工不明确，在各个方面都在妨碍着 COVID-19 患者专用病床的增加。尤其遗憾的是，日本政府明明在 COVID-19 大流行之前制订了出色的行动计划，可是却在 COVID-19 发生后未能充分地将其利用起来。常有人将 COVID-19 比作灾害，但如果 COVID-19 真的是灾害，我们就应该能够在非常时期顺利地更改制度，并根据提前的规划和平时的演习来应对。如今日本政府出现治理能力不足的原因，是由于日本政府虽然提前制订了计划，但平时懈于训练，所以政府的治理能力不足而引发的医疗系统崩溃危机，简直就是次生灾害。

不可忘却的牺牲

读到这里，你和我已经走过了一段很长的路，本书的"嫌疑人调查取证"部分就结束了。感谢你的一路陪伴——然而故事到此还不能画上句号。这是因为 COVID-19 导致的医疗系统崩溃的危机，已经让无数人成了牺牲品。尤其是第五波 COVID-19 大流行之后，确诊患者住不进医院，在自己家里病重死亡的事件时有发生。除此以外，为了预防医疗系统崩溃，政府频繁发布《紧急事态宣言》，提出"防止 COVID-19 蔓延等重点措施"，导致餐饮业与旅游业的从业者也做出了无奈的牺牲。如果我们当初可以充分地扩充医疗服务提供体系，这样的牺牲在很大程度上就可以预防，这一点，我请大家务必不能忘记。

面对经济下行，日本政府很可能会颁布大规模的经济刺激政策，但施行这样的政策，成本也是很高的。观察图 9–1 可知，2020 年度日本政府进行了 3 次大规模预算调整，年支出总额高达 175.5 万亿日

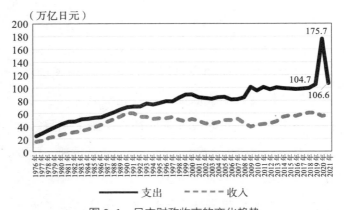

图 9-1　日本财政收支的变化趋势

数据来源于财务省《日本财政相关资料》（2022 年 4 月）。2020 年
的支出是以调整过 3 次的预算为基础计算的

元，超过最初制定的预算 73 万亿日元，多出来的钱
都为应对 COVID-19。而这些钱，都是从民众交的税
和国家的借债中来的。这样下去，日本的财政就会
恶化。2020 年度，日本政府总支出和总收入的差距
进一步扩大，已达 120.6 万亿日元。日本财政收支的
变化趋势图常常被人比作"鳄鱼的嘴"，但 2021 年恐
怕是鳄鱼嘴上长了个角吧！在 2021 年度的政府预算
中，国家给这个差额设定为 106.6 万亿日元，为了维
持这个目标，刚到 2021 年 6 月，日本的借债总额就

已经达到 220.6 万亿日元，高到了前所未有的程度。如果我们的医疗服务提供体系能够更加可靠，这几年的政府支出很多都可以避免了吧。花了这么高昂的"学费"，我们绝对不能忘记这个教训。

未来的时代是与病毒共存的时代，各种疫情仍会发生，如果继续这样下去，我们还会面临同样的失败。为了不让这么多人的牺牲失去意义，我们必须仔细考虑未来的对策，对医疗服务提供体系进行改革。那么接下来，我们就来讨论一下，未来该施行什么样的政策吧。

非常时期的医疗服务提供体系

首先需要注意的是，COVID-19 属于非常时期的紧急情况，非常时期的政策应该是什么样，平常时期的政策应该是什么样，这是完全不同的两个问题，必需分开考虑。灾害的应对之策，也是把灾害发生时和平时分开考虑的，两者完全不同。平时，我们没有必要针对灾害进行部署，不然就会造成日常工作停滞，对人力和物力都是浪费。一旦灾害发生，日本政府可迅速组织成立灾害应对工作领导小组，将相关政策从平时的版本变为非常时期的版本。COVID-19 这样的传染病也是同理。本来，这次的COVID-19 大流行，就是把平时在日本医疗服务提供体系中的问题给放大了。平时我们就天天嚷着要完善医疗体制，因此就更应该以这次的 COVID-19 为契机，认真地进行改革。

在第 4 章到第 6 章，我们分析过，在非常时期的医疗服务提供体系中，最重要的就是医院之间的职责分工和沟通、合作。必须要让每家医院都从平时"自我完结"的习惯中摆脱出来，在地域内通力合作，凝聚成一个整体，迅速进入到区域一体化的医疗体系当中。

长野县松本医疗圈的实例

这次的 COVID-19 大流行能在日本酿成大祸，其

　　根本的原因就是大多数地区都没有推行区域一体化的医疗体系。有需求才会推动创新。纵观日本全国，也有一些地区为了预防当地的医疗系统崩溃，主动地想了办法，创造了区域一体化的医疗体系，成功地度过了危机。在这里，我想介绍一下长野县松本市（松本医疗圈）、东京都杉并区和东京都墨田区的事例。

　　松本医疗圈（二次医疗圈）推行区域一体化的医疗体系的契机，是松本市市长卧云义尚有一次召集松本广域救急救灾医疗协议会、辖区内的医疗机构、医师会和政府官员，一起商议为COVID-19患者预留病床的制度。松本广域救急救灾医疗协议会，顾名思义，是专门针对救灾医疗的组织。卧云义尚在和协议会商量过后，果断决定将松本市立医院（215张床位）的6张普通病床改为COVID-19患者专用病床（传染病病床），最终增加了37张COVID-19患者专用病床。同时，区域内的私立医院见状也纷纷贡献力量，将之前入住市立医院的其他住院患者接走，整个区域完成了住院病床的调整。

除此以外，松本市内首屈一指的大型医院相泽医院（460张床位）除了接收市立医院的住院患者，还决定收治43例COVID-19中症和重症患者。市立医院和相泽医院处理不了的重症患者，由信州大学医学院附属医院（717张床位）、日本国立医院机构松本医疗中心（458张床位）、长野县立儿童医院（180张床位）等医疗机构负责收治30例左右的COVID-19患者。关于市立医院缺少呼吸内科专科医生的问题，日本政府派遣大学医院的专家进行支援。如今，松本市政府已经完成号召大多数公立医院、公共医院、私立医院和住宿疗养机构，并按收治患者的症状轻重，为他们进行了职责分工。推进这些机构沟通、合作，起到"舞台"作用的，正是刚才介绍过的松本广域救急救灾医疗协议会。各医疗机构的代表定期聚会，将病床数据和实际运营情况全部公开，在互相之间了解实情的情况下进行转院调整工作。这种"有话直说"的信息透明化措施，让各家医院之间构筑起了相互信任的关系。

　　在接受《日本经济新闻》采访时 [①]，卧云义尚
市长将"松本模式"的成功主要归因于以下几点：
① COVID-19 大流行前就已经有了松本广域救急救
灾医疗协议会这个组织；②通过协议会，让各医疗
机构实现信息共享、危机共享；③各医疗机构经常
出现"原则都同意，但具体问题都反对"的局面，
此时市长可以担起政治决断的责任；④公立医院和
公共医院（市立医院）承担了"最后底牌"的责任，
将 COVID-19 专用病床集中了起来。

东京都杉并区的实例

　　要论哪个自治体领导人的领导力强，还得看东
京都杉并区。在第 4 章中，我们提到过，私立医院
收治 COVID-19 患者，在成本上是非常划不来的，因

---

①　"应对 COVID-19 大流行的医院合作，'松本模式'成功的原因：
　　松本市市长卧云义尚答记者问"（コロナ対応の病院連携、『松本
　　モデル』成功の理由：臥雲義尚・松本市長に聞く），《日本经济
　　新闻》电子版，2021 年 2 月 21 日。

此各家私立医院对此都非常犹豫。杉并区区长田中良看到这种现象，在第一波COVID-19大流行时就立即决定将COVID-19患者专用病床集中向区内的4家私立基干医院，并为这4家医院设立单独预算（住院、门诊医疗体制强化事业补助金），补偿他们的损失。这4家医院分别是：河北综合医院（331张床位）、荻窪医院（252张床位）、佼成医院（340张床位）和东京卫生附属医院（186张床位）。区政府给这4家私立医院提供补助的条件是，医院要和政府签订协议，对COVID-19患者进行集中化收治。可以说，这4家医院已经可以被视为公立医院了。

具体来说，从2020年4月到6月末，杉并区政府给了每家医院每月1.28亿～2.8亿日元的补助。目前由于中央政府为了预留病床给全国的医院提供各种补助，区政府已经不再单独给钱了，但这4家基干医院依然是杉并区应对COVID-19的中坚力量。2021年1月，区政府又与另外10家医院签订合约，承诺提供补助，为的是预留他们的病床，对上述4家医院进行后方支持。对既没有大学医院也没有公立

医院、公共医院的地区来说，杉并区的做法保证了
COVID-19 患者不至于无处可去。就算政府没有行政
权力对私立医院发号施令，像杉并区这样与医院签
合同的做法，也足以起到作用，这些对其他地区来
说都很有参考价值。与此同时，区长还主持成立了
杉并区防止医疗系统崩溃紧急对策会议（暨杉并区
应对 COVID-19 相关医疗机构联系会），每周坐在一
起，让政府和各医疗机构、医师会交流信息，实现
透明化。

东京都墨田区的实例

拥有领导力的并不一定是一片地区的首长。在
第五波 COVID-19 大流行最严重的时期，东京都墨田
区因为没有等待住院的患者而冲上了"热搜"。帮助
墨田区达成这项成就的是墨田区保健所的所长西塚
至医生。墨田区拥有一家大型医院，即东京都立墨
东医院（765 张床位），但这家医院留给 COVID-19

重症患者的床位仅有 14 张，周边各区也都无力接收 COVID-19 患者。因此，东京曳舟医院（200 张床位）、同爱纪念医院（403 张床位）、东京都济生会向岛医院（102 张床位）、赞育会医院（199 张床位）等私立医院便也开始接收中症以下的 COVID-19 患者（目前，同爱纪念医院已有 2 张重症病床）。不过，这些医院的 COVID-19 患者专用病床合计只有 276 张，其中优先供墨田区居民使用的只有 33 张。因此，对墨田区来说，让这些病床，尤其是重症病床，以更高的效率周转起来，就成了他们的行政目标。

日本区政府为了让在墨东医院等医院好转的患者尽快完成转院，为区内 10 家医院准备单独预算，向他们发放每家医院 1000 万日元的补助，为康复患者预留了 56 张病床。同时，墨田区政府、医师会干部和区内所有医院（墨东医院等 11 家）每周召开网络会议，以保健所为中心进行信息交流和转院调整。为了进一步加快转院的速度，保健所 24 小时都开放，转院时产生的救护车费用也由政府负担。也就是说，墨田区创建了以"向下转院"为重点的区域一体化医疗体系。

与此同时，墨田区为了尽量避免重症患者的出现，为所有居家疗养的患者提供了可以测量血氧浓度的血氧仪，并联合区内的医师，为居家疗养和在酒店疗养的患者提供上门诊断、在线问诊（包括药物配送）的服务。针对难以找到医院收治的疑似病例，政府向各家医院提供了每张床位 100 万日元的补助金（属于区政府单独预算），预留了 73 张疑似病例专用病床。为了支持上述制度，政府对保健所也进行了大幅增员，广泛邀请人才派遣公司和护士等相关人员，2021 年共计为保健所确定了 125 名员工，人数是前一年的 10 倍，令人惊讶。

这样的结果不是一朝一夕的能力能够达到的，离不开日常的积累。具体来说，区政府能够给保健所迅速增员，在很大程度上靠的是"3·11"东日本大地震留下的教训，以及辅佐保健所所长、负责后勤保障的干部（统筹保健师）日常积攒的良好工作成绩。各家医院能够形成合力，也是受到了 2008 年墨东医院孕妇死亡事故的影响①。当时的医疗事故之后，墨东医院设立了东京墨东急救中心（即墨东医院急诊科），并颁布规定，由区内的其他医院担任急救中心的后方支援。有了这样的制度，在平时，各家医院才能建立起信任关系。

仅有命令和金钱无法让其他地区"抄作业"

除了上述地区，日本全国还有很多各不相同的优秀案例，如东京都八王子市、千叶县安房地区、爱媛县松山市等。如今我们该做的，就是让其他地区积极地"抄作业"，学习这些优秀案例。那么，该施行什么样的政策，才能让其他地区学到经验呢？

当然，厚生劳动省自己，首先要意识到在各地区构筑区域一体化医疗体制的重要性。然而要达成

① 2008 年 10 月 22 日晚 7 时，一名孕妇（36 岁）因剧烈头痛前往墨东医院急诊，被墨东医院以"产科医生人手不足，周末的当值医生仅有一人"为由拒绝收治，后又被 6 家其他医院拒绝，最后重新联系墨东医院才被收治，3 日后因脑出血死亡。

这个目标，光准备好命令和金钱是远远不够的。第6章也提到，厚生劳动省在 2020 年 12 月，向各都、道、府、县地方政府提出了"紧急一揽子援助给付金"的发放制度。之后，厚生劳动省又多次发文，频繁修订补助金发放相关的政策问答，向地方政府提出了构筑区域一体化医疗体系的命令。

仔细研读厚生劳动省下发的文件，可见中央详细介绍了神奈川县和大阪府的优秀案例，且仔细研究了各地区的现行体制。同时，中央政府还提出，可以负担邀请专家制作"紧急一揽子援助给付金"政策问答、进行转院调整，以及与地方医疗机构签订协议等工作产生的费用，邀请各地方政府多多向中央申请预算。然而，光靠上述这些努力，是无法让其他地区也建立起出色的区域一体化医疗体系的。

人才支援才是"进步捷径"

回顾一下松本医疗圈以及东京杉并区、墨田

区的实例，虽然不同的地区有不同的体制和实际情况，但这些地方的成功是有共性的，具体有以下五点：①建立了地区政府与医疗机构见面讨论应对 COVID-19 相关事宜的会议体制；②这种会议体制（人才之间的联系）在 COVID-19 大流行之前就在地区内存在了，如保健所的救灾医疗信息网络、地域医疗构想调整会议、区长的人脉网络等；③在地区性的会议中，有一个能够做出决断和安排工作的领导角色；④各家医疗机构在会议中不隐瞒情况，推行信息透明化，不互相猜忌；⑤政府做好承担最后责任的准备，将公立医院等机构指定为收治患者托底的"底牌"。

　　以上这些，都不是金钱、命令这些"硬件"，而且知识、制度这些"软件"，是来自成功度过 COVID-19 影响的地区的，是能够传播和教授的技能。今后其他地区如果想要"抄作业"，必须要请来自这些地区的人来传授技能和经验。厚生劳动省学习过各种成功案例之后，必须要找到一批这样的政府领导，或者让自己的官员变成这样的领导，到各个地方去建立和运营会议体制。这样的方法虽笨，但人才支援才是最终通向进步的捷径。

紧急一揽子援助给付金的发放制度

紧急一揽子援助给付金等各方面补助的发放制度，也需要再下功夫研究。不同地区有各不相同的实际情况，如果将发放制度定得过于死板，对各个地区来说也是非常不便的。

第 3 章提到"为了进一步预留病床而发放的紧急援助补助金"，每张重症患者专用病床最高可达 1950万日元。医疗机构认为这笔钱不是都、道、府、县地方政府或基础自治体政府发出来的，而是厚生劳动省发出来的。虽然地方政府执行了支付手续，但他们不过是发钱的"出纳"而已，基础自治体更是连"出纳"都算不上。如今我们要建立区域一体化的医疗体系，要让基础自治体和区域内的医疗机构达成合作，最好用的手段就是让基础自治体政府给他们发钱，但现在的状况是；这笔得来不易的补助金也没能被地方政府聪明地利用起来。

回想一下东京都杉并区和墨田区的例子，他们将支付给医疗机构的补助利用得很好。当然，这两个区能这么做的前提是，他们都是很富裕的基础自治体，有丰厚的单独预算可供使用，这不是所有基础自治体都可以学习的。由此可见，厚生劳动省就应该把紧急一揽子援助给付金等补助的发放果断地交给基础自治体来执行。过去死板的申请制度，今后最好也改一改。

还有一点我想聊的是，目前预留病床的工作是由都、道、府、县这一级政府负责的，而区域一体化医疗体系的建立基本上都是基础自治体在负责。预留病床、发放补助金，与区域一体化医疗体系的建立是息息相关、密不可分的，两级政府对接起来也不够顺畅。基础自治体希望能将预留病床的工作也交给他们负责，这样效率较高。至少，两级政府也应该把病床预留计划彻底商量清楚再执行。像COVID-19大流行这种非常时期，并没有必要事事都走"厚生劳动省→都、道、府、县→基础自治体"这样的流程。有些政策，在厚生劳动省颁布后直接请基础自治体来实施，效率更高。

如何发挥方舱医院的功能

在COVID-19迅速扩散时，许多国家都建立了临时医疗机构，即方舱医院，这也是非常有效的应对手段。但是日本的情况是，即便硬件建设起来，也难以调配入驻的医护人员。

解决这一问题的一种办法是，大幅增加军队医疗部队或厚生劳动省救灾医疗派遣队（DMAT）的人员，建立迅速把这些人员调拨到方舱医院的体制。其实，北海道和冲绳县在COVID-19蔓延的时候就曾经请求过自卫队派遣救灾部队，结果他们实际派出来的人寥寥无几。目前在自卫队中，医生和护士各有1000人左右，都在各地的自卫队医院、部队，和驻地的医务室工作，可如今连自卫队医院和防卫医科大学医院都挤满了 COVID-19 患者，哪还有能用来派遣的医护人员呢？对军队医疗部队和厚生劳动省救灾医疗派遣队（DMAT）大幅增员，为的不仅仅是这次的 COVID-19，也是为了将来的大规模灾害作准备，这样的灾害，未来只会越来越多。

部队增员需要时间，在 COVID-19 期间，如果我们想拿出立竿见影的措施，可以请国家先有期限地破格录用一批自由执业的医师和护士，组成特遣队，集中培训呼吸机、ECMO 等器械的用法，然后派遣到 COVID-19 扩散严重的地区。如果觉得从零开始建设新部队太费时间，也可以把这个特遣队编入 DMAT 或军队医疗部队。

然而，从 2009 年开始，日本就下令缩小或关停自卫队医院。目前日本一共只有 15 家自卫队医院，其中 5 家是调整的对象，现在正在紧锣密鼓地做着整改的准备工作。考虑到 COVID-19 的严重性，以及非常时期派遣医护人员到一线的必要性，我们应该让自卫队医院重新活跃起来，重新考虑 2009 年提出的整改方案。

平时的计划和训练更为重要

接下来，再说说本次 COVID-19 大流行结束后，我们该做些什么。

在第 8 章，我曾详细地分析过，首先应该反省的是，国家有好不容易制订出的行动计划，以及都、道、府、县也各有各的行动计划，可为什么到最后都没办法好好执行呢？为了在将来更好地执行行动计划。第一，国家要重新制订更详细的行动计划，细化到哪种医院收治何种危重程度的患者，不同的医院该如何分工；都、道、府、县也要制订细化到基础自治体的具体计划。第二，各级政府要定期与医疗机构碰头开会，见面熟悉，提前建立好联系。第三，做好灾害和传染病来袭的准备，定期组织训练和演习。COVID-19 风波过去后，我们切不可"好了伤疤忘了疼"，在平时也必须居安思危，为非常时期做好准备。

自由选择中央和地方 "谁说了算"

如前章所述，这次的COVID-19大流行暴露了政府治理能力不足的严重问题。其实，政府根本没有资格批评医疗机构分工不清、合作不力的问题。在非常时期，中央与都、道、府、县，以及基础自治体之间的职责分工也很模糊，沟通和合作也十分缺乏。吸取这次COVID-19大流行的教训，今后政府应该制订更详细的计划。尤其是中央和地方的职责分工不清晰，在COVID-19大流行期间导致了许多问题。

发号施令的主体应该是中央政府还是地方政府呢？这个问题从不同角度考虑有不同的回答，但这个问题搞不清楚会导致的最严重后果，就是预算与权力，以及责任在中央与地方之间分离。如果中央是发布政策的主体，那就应该明确指挥系统，即中央下令，地方执行，预算全部由中央掌控，责任也全部由中央担当。如果地方是发布政策的主体，那就应该把权力和预算都下放到地方，由地方担起全责。

这时，中央政府一定会有人反驳，认为把权、责、钱都交给地方政府会出问题。确实，此次COVID-19大流行中，既有发挥出卓越领导力的地方政府官员，如大阪府知事吉村洋文、北海道知事铃木直道、和歌山县知事仁坂吉伸、奈良县知事荒井正吾等，也有成绩欠佳的官员。把权力下放给地方，不同地区的力量差距就会一览无余，不同基础自治体的力量差距也是如此。

但是，中央和地方谁说了算这个问题，其实并没有必要变成"二元论"，让中央或地方一方决策一切，不如引入自由选择的制度。也就是说，如果有的地区想要自行决定预算使用和政策方针，那么国家可以将权力下放，但相对地，地方也要自己承担责任。如果有的地方自觉力量不足，不想承担责任，只想遵从中央的命令，那也可以请中央来进行决策。想要自主决策权的地方政府，必须自行制订更为详尽的行动计划并上报中央审批，审批通过后，便可在将来非常情况发生之时，由中央政府让渡预算和权力。我认为这样的自由选择制，是较为现实的一种想法。

地域医疗构想的修正

此外，对于平时的问题，其实不管我们怎么分正常时期和非常时期，后者都在前者的延长线上，想彻底分开两者的体制是不可能的。因此在平时，我们就要积极地推动体制改革，力图让平时的制度在灾害发生时可以更顺利地改变。

上述改革的一个重点课题，就是为患者提供顶尖医疗服务时医疗资源过于分散的体系问题。就算在平时，要提供急性期医疗，尤其是高度急性期医疗服务，医院也需要有一定的规模，集中人力和物力资源。而大型医院作为一个地区的地标，更应该从平时开始就逐渐推进急性期病床的集中化。至于推进的方法，我们可以将现行的地域医疗构想中，关于不同地区有不同病床调整计划的部分修改一下。

目前，各地区的调整会议虽然都差不多制订好了计划，但对 COVID-19 大流行的反省，正好为我们提供了一个重新修订过去计划的机会。

提起地域医疗构想，我们的印象可能就是无论如何也要削减病床，让急性期病床减少，但其实，这个构想还包括病床的功能分化、推进医疗机构间的合作等内容。经过此次 COVID-19 大流行，我们更应该明确让急性期病床等医疗资源向大型医院集中的方针。为了保证这一点，我们可以给大型医院加个条件。例如，达到某种规模的大型医院可以不再削减急性期病床，甚至还可以反向增加病床。这么一来，地域医疗构想对区域内不同功能病床数量的调整作用也起到了。

关于大学医院与公立、公共医院的作用，考虑到此次 COVID-19 大流行的教训，我们也应该重新审视一下了。这几类医院除了肩负预留病床的责任，进行病床集中化建设，还应获得一定的病床数富余名额（缓冲病床）。尤其是经过 COVID-19 大流行的冲击，厚生劳动省原本对公立、公共医院进行的合理化规划，以及整合、重组规划应该立即停止，重新审视。让公立、公共医院拥有一定数量的缓冲病床，才能让他们在非常时期来临时可以迅速地做出反应。

为医院扩大化给予经济刺激

接下来，我们来分析一下在本次 COVID-19 大流行中暴露出来的日本医疗机构规模过小，中小型医院过多的问题。"中小企业问题"不止医院有，制造业、农业等产业也都有。只不过医院受规模利益影响大，医院规模太小，平时的效率就会变低。随着少子化、老龄化的日益严重，为了缓解越来越紧张的医疗财政，我们也应该推进医院规模的扩大化，提高医院的产能。

光靠修改地域医疗构想，应该是实现不了医院规模的扩大化的，我们应该利用补助金、税收等经济刺激手段，从大规模的政策引导上入手。举例来说，我们可以修改税收政策，提供补助金，鼓励医院之间进行收购、兼并，也可以为医疗设备投资给予补助和减税，设计有利于医院扩大规模的政策。实际上，从2020年开始，政府就活用地域医疗介护综合确保基金，为医院的合并提供补助。但这项政策颁布的初衷并不是刺激医院扩大规模，而是削减病床数。

当然，上述措施也有可能遭到医疗行业的反对。现实的对策是，可以保持个别医院的规模，转而通过补助和减税的手段，鼓励他们凝聚成像济生会、德州会那样的连锁集团。如果中小型医院形成连锁集团，到了非常时期，政府也可以选择其一作为指定医院，将其他患者转院到其他医院集团。从整体上看，这样的医院连锁集团也可以被看作一家大型医院。类似这样的区域一体化的医疗体系，在平时也能发挥很大的作用。而且，在中小型医院形成连锁集团之后，再对他们进行重组、合并也能容易很多。

近年来，除了医院，日本政府也一直在对保健所进行减员和合并，但通过这次的 COVID-19 大流行，我们重新见识到了保健所在非常时期的重要意义。和歌山县等地过去没有削减过保健所的人手，在 COVID-19 大流行中，这些地区的保健所的工作就非常出色——这是很重要的教训，也让我们看到在平时就保留一些人手的富余（缓冲）是多么重要。目前，围绕保健所的运营，我们已经见到了不少根深蒂固的明显问题，如信息化不足、工作效率低、上级是基础自治体还是二次医疗圈模糊不清、非常时期的人员体制不清晰等，因此更应该在平时就坚定地推进改革。与此同时，重新对 G-MIS、HER-SYS 等支持保健所工作的信息基建系统进行彻底审视和建设，以及对各都、道、府、县调整工作领导小组进行日常的体制建设与训练，也是必不可少的。

后记

本书分析了 COVID-19 大流行在日本造成的医疗系统崩溃的危机。日本是世界第一的"病床大国"，本应完全不会发生医疗挤兑的，可在确诊人数和重症患者数都比其他国家少很多的情况下，竟然那么轻易地就产生了医疗系统崩溃的危机，导致政府无奈多次发布《紧急事态宣言》，餐饮、旅游等行业的从业者付出了大量牺牲。而且，从 COVID-19 首次暴发以来已经过去一年半的时间了（截至 2021 年），COVID-19 大流行也已经过去了 5 波，可到现在仍有众多患者无法住院治疗，在自己家中等待导致身亡。如果我们能够保证 COVID-19 患者专用病床的数量，充分地扩充医疗服务提供体系，这样的牺牲本来是可以避免的。

那么，为什么日本的医疗服务提供体系会那么轻易地陷入危机呢？通过事实，我们在本书中详细分析了 7 条原因（7 个"嫌疑人"），具体内容我在这里不再赘述。这 7 条原因都有一个共同的起源，那就是过去的医疗政策的失败，也就是医疗政策的"遗留成本"。是这些成本让日本那么轻易地就出现了医疗挤兑问题。在 COVID-19 大流行中，我们为过去不平衡的医疗服务提供体系，以及一直以来放置不管的历史遗留问题偿还了巨大代价。

未来才是关键。随着疫苗的快速普及，今天我们的生活会渐渐回到原本的节奏，但我们绝对不能"好了伤疤忘了疼"，继续对医疗体制存在的问题置之不理。为了不让在应对 COVID-19 中人们的牺牲付诸东流，我们必须从现在开始就着手改革，可以说，我们正站在历史的岔路口。

不论是对医疗体制中存在的问题，还是对 COVID-19，我们都必须做到"正确认识，适当恐惧"。不论到何时，政府和专家都不能"想当然"地指导工作，这样最终受损的都是人民。另外，也总有政府经常拖延工作，或者只做表面工夫，我们必须让他们时刻感受到落实改革的压力。如果本书能够为此做出贡献，那我感到不胜荣幸。

在本书的结尾，我想向讲谈社现代新书编辑部负责本书的编辑冈部仁美表达感谢。谈到医疗体系相关的话题，常常躲不开专业的医疗问题，冈部编辑站在读者的角度上，对我提出了许多意义重大的疑问和批评。如果这本书在您看来还算比较好理解，那都是冈部编辑的功劳。我也要向总编青木肇，以及在我针对成功案例进行电话采访时提供信息的东京都杉并区政府和墨田区政府的各位工作人员，尤其是杉并区区长田中良和墨田区保健所所长西塚至表示感谢。

铃木亘

EBERS

翻 开 生 命 新 篇 章

埃博思译丛